Covid-19 : The Greatest Hoax in History

# コロナとワクチン 歴史上最大の嘘と詐欺 ①

## 隠されてきた「アジェンダのメニュー」

ヴァーノン・コールマン
田元明日菜［翻訳チーム監修］

ヒカルランド

２０２０年2月以降に起きている
すべてのことは、
洗脳プロセスの一部である。
私たちに与えられた指示は、
命令に近いということが
おわかりだろう。

距離を保とう（Keep your distance）
手を洗おう（Wash your hands）
他人のことを考えよう（Think of others）

家にいよう（Stay home）
命を守ろう（Save lives）
ＮＨＳを守ろう（Protect the NHS）

私たちは訓練され、同時に洗脳されている。
これが行動心理学だ。
世界中の人々が政治家に裏切られていることは間違いない。
そして政府は、コミュニティを意図的に2つに分けた。
政府に言われた嘘を鵜呑みにする人と、
真実を求める人である。

私は、今起こっていることは、
判断ミスや不幸、
無能が組み合わさって起こった結果ではなく、
操作と抑圧の結果に違いないと確信するようになった。
陰謀を裏付ける証拠は、今や動かすことができない。
コロナウイルスが新しい病気でないことは、
最初から明らかだった。

世界中で30万人が死亡したと言われ
大騒ぎになっている。
これが大げさな数字であることは間違いない。
もちろん、
ひとりひとりの死は悲劇であるが、
この数字は、
65万人という1シーズンのインフルエンザの
死亡者数と照らし合わせる必要がある。

マラリアは、さりげなく、
眉一つ動かすことなく、
１年で60万人以上を殺す。
最近では結核で１年間に
１５０万もの人が亡くなった。
でも、公園のベンチにテープは
張られていなかった。

政府が、より多くの不安を生み出し、うつ病を悪化させるために、あらゆることをしてきたこともすぐに明らかになった。英国政府が行ってきたことは、すべて孤独と恐怖感を生み出すように意図されている。ロックダウンや馬鹿げたソーシャルディスタンスの政策は決して必要なものではないが、今では永遠に私たちの生活の一部となることが運命づけられている。

「世界政府を実現するためには、個人主義、家族のしきたり、愛国心、宗教の教義といったことを人々の考えから取り除かなくてはいけない」

（チザム）

「好む、好まざるとも世界政府を設立することになるだろう。ただし、世界政府の実現が支配によってなされるか、同意によってなされるかはわからない」

（銀行家ジェームズ・ウォーバーグ）

カバーデザイン　櫻井浩（⑥Design）

献辞——アントワネットへ

自らの命より大切な人に出会える喜びを知る人は多くない。神が私たちを結びつけてくれたことに心から感謝している。君はその優しさで多くの人を幸せにしているが、それだけでなく、私に希望、喜び、生きる意味をくれた。君は私の喜びで、救済者で、宇宙の中心だ。心の中にいて、どこにいても傍にいる。私の愛と関心はすべて君にある。これからも、ただ一緒にいたい。君はすべてをくれる。愛、友情、理解、優しさを。

# まえがき――人間が作り出した「恐怖」こそが「恐怖」

コロナウイルスに関する最初の本（『黙示録の到来（Coming Apocalypse）』）を書いたとき、〝コロナウイルス〟という言葉をタイトルや本文に使うのは良くないと警告された。そのため、250回ほど使用していた「コロナウイルス」という言葉を何とか書き換えたのだが、それでも当時はリスクがあると思っていた。『黙示録の到来』に書いたことのせいで、その他の本までもが消されてしまうのではないかと考えていたのだ。

我が家の収入源は、本の売上だけだったにもかかわらず、大きなリスクをともなうこの危険な冒険を全力でサポートしてくれていた妻のアントワネットには心から感謝している。我々はずいぶん前に、広告収入を受け取ることをやめたし、動画やサイトで稼ぐことも選択しなかった。そこに本の売上までなくなったら、草を食べて生活するはめになる。

アントワネットは昨年、乳がんを患い、手術や放射線治療の後遺症による痛みに苦しんでいたが、病院が閉鎖されてしまい、痛みを緩和するための理学療法を受けることができなくなっていた。それでも、彼女は休むことなく働き続けていた。その働きと熱心なサポートがなければ、一連の動画は誕生しなかっただろう。彼女は本書を最初から先導してくれていた。動画やサイトの記事の責任はすべて私にあるが、これらは私たち二人の力で誕生したものだ。

動画を作り始めた当初は、批判目的で「ワクチン」や「ワクチン接種」という言葉を使うと、違法行為と見なされていた。しかしながら、今やこの言葉は（驚くべきことに）、『黙示録の到来』を出版したときと比べて、さほど問題ではなくなっているようだ。

しかも、今であれば、コロナウイルスや新型コロナウイルス感染症という言葉を使うこともできる。独裁的な権力者たちの注意は〝マスク〟や〝ソーシャルディスタンス〟という言葉に向けられている。これらは今や〝汚染された〟言葉で、こうした言葉を使えば、長時間拘束され、研究内容について学長と話し合いをさせられる。

コロナウイルス詐欺がいつ頃から始まったのか、誰が始めたのか正確に知ることは難しいが、この詐欺は結果的に人類の歴史における最大の詐欺に発展した。本書では詐欺師の集団が世界を支配するために、ごくありふれたウイルスから、いかにして意図的に恐怖を作り出したのかを解説していく。

莫大《ばくだい》な利益は慈善事業に見せかけて巧妙に使われている。もちろん、おなじみの容疑者といえば、ロスチャイルド、ロックフェラー、ビルダーバーグ会議の参加者やイエズス会のメンバーたちである。それだけなく、さまざまな現代のビリオネアたちや、慈善家を自称する人々（ゲイツやソロスなど）もここに加わっている。

すべての嘘は地球温暖化詐欺から始まったことを覚えておいてほしい。この詐欺は、19世紀に表面化し、1990年代に再び取り沙汰された。ローマクラブが終焉《しゅうえん》の手段として、そして、ニューワールドオーダーを作る口実として意図的に取り上げたのだ。

感情的で騙《だま》されやすい人たちは地球温暖化にひどく怯《おび》えているが、人間が作り出した恐怖こそが恐怖なのだということには気がついていない。実際、この気候変動詐欺は、世界の人口を減らすためだけに比較的遅れて登場し、導入されたにすぎないのだ。現在の世界的な危機は、あらゆる自由をあっという間に奪っていったが、この計画はずっと前から始まっていて、何十年も前に遡《さかのぼ》ることができる。計画の実行が加速したのは、第二次世界大戦以降だが、証拠を探すのは難しいことではないだろう。

1948年に世界保健機関（WHO）が設立された。初代の事務局長を務めたのは、ジョージ・ブロック・チザムであるが、世界政府に対するその熱意を除いては、今ではすっかり忘れかけられた存在だ。チザムは、「世界政府を実現するためには、個人主義、家族のしきたり、愛国心、宗教の教義といったことを人々の考えから取り除かなくてはいけない」と発言したことでも有名（悪名高いとも言える）である。

これは非常に危険な考えである。しかし、当時は誰もそのことに気づいていなかった。このとき、強制収容所によって財を築き、アメリカ人の手助けを受けて処罰からうまく逃れたナチスは、ＥＵを設立することに忙しかった（ナチスがこの不可能を実現した手口については拙著『ＥＵの驚愕の歴史（The Shocking History of the EU）』に書いている）。

おなじみの顔ぶれ、いわゆる世界の銀行家たちも、世界政府を作ることを計画していた。1950年2月の米国上院外交委員会で、銀行家のジェームズ・ウォーバーグは言った。「好むと好まざるとにかかわらず世界政府を設立することになるだろう。ただし、世界政府の実現が支配によってなされるか、同意によってなされるかはわからない」

当時の出来事に加えて、最近の国連や世界経済フォーラムの影響についても付け加えておかねばなるまい。国連はＷＨＯの母体で、その設立趣意書は共産党のマニフェストと似通っている。ニューワールドオーダーの実行計画であるアジェンダ21を作ったのは国連だ。そして、世界経済フォーラムによって「国際的なリセット」が提案されたのだ。

こうした機関は、薄っぺらな口実で新型コロナウイルス感染症を利用し、私たちの暮らしのあらゆる側面を変化させることを提案した。今は現金を取り除き、デジタル通貨に移行させ（興味深いことに、現金を使うとコロナウイルスに感染しやすいと思われているようだ）、伝統的な農業を廃止させ（自然の作物を工場で作った人工的な代替物に置き換えている）、人々を大都会の高層マンションに住まわせ（その結果、田舎は人が住まなくなっている）、財産を差し押さえ、買い物やヘルスケアや教育をオンラインに移行（町の店や診療所や学校の大部分は閉鎖）している。さらに国の賃金を下げ、多くの仕事をロボットに任せ、チップを埋め込むことで遠隔から人間をコントロールしようとも計画している。あらゆる悪のシナリオが、選挙で選ばれていないビリオネアたちの小集団の中で生み出され、促進されているのだ。彼らは奇怪で危険な個人的な見解を私たちに押しつける権利があると信じきっている。

多くの人々が文明社会の終焉を予言しているが（この理由は大抵、頭のおかしな詐欺師たちのせいだが）、それがこの先起こらないとも限らないし、今回起こるかもしれないのだ。

今では、ビリオネアのビル・ゲイツのソフトウェアや、多額の給料をもらっている多くの宣伝係たちがＤＮＡ・ＲＮＡワクチンを普及させようとしている。このワクチンを使用すると、人類の遺伝子の改変が起こるのだ（しかも多くのお金を投入して、良い報道ばかりを出すようにしている）。我々があらゆる側面から侵害されていることに気づくのは難しいことではない。

こうした変化は、コロナウイルスが登場して、その解決策として公に提示され促進されているように見えるが、当然、すべては何年も前から仕組まれていたのだ。

２０２０年に世界を破滅させたウイルスの起源は謎に包まれ、偽りによって偽装され、嘘で混乱させられ、誤った情報によってうやむやにされている。ウイルスの存在そのものについても多くの人から疑問の声が上がっているが、ウイルスが実在しているかどうかは重要な問題ではない。肝心なことは、権力者たちがこのでっちあげを利用して、私たちのありとあらゆる自由を奪おうとしていることだ。自由（私が最も根源的な権利だと考える言論の自由も含まれる）を尊重する人々は、ワクチン接種や、キャッシュレス社会や、その他の恐ろしい提案との戦いに気を取られすぎてしまっている。

何か月も前から、医療の専門家たちは、新型コロナウイルス感染症が通常のインフルエンザ感染のリスクと変わらないことを認めている。私は2020年の3月にすでにそう述べていた。新型コロナウイルス感染症の死者数は故意に、そして過剰に歪《ゆが》められ、当初の予測（結果的にロックダウンとなった）は、過度に悲観的だったことが今では認められている。コロナウイルスの蔓延《まんえん》を防ぐためにロックダウンをする必要はなかったと多くの人が同意しているのだ。このでっちあげによって生じたヘルスケアの問題や経済的な問題が結果的には、歴史における世界的な社会問題や経済危機へとつながった。

コロナウイルスや新型コロナウイルス感染症について書いた最初の本（『黙示録の到来』）では、製造業の危機、世界の震撼《しんかん》、直後に起きうる問題について書いた。今回の本は、私のウェブサイトの記事やユーチューブ動画のスクリプトをまとめたものだ。サイトでしか読めないものや、動画でしか配信されていないものもあるが、大抵は両方で閲覧できる。陰謀の実態がどれほど根深いかという情報や証拠を得るたびに内容もどんどん進化していった。

陰謀論者たちが、真実を伝え、本当の陰謀を明るみに出している我々を「陰謀論者」として悪者にしたがるのはとても皮肉な話だ。これは昔から用いられてきた心理トリックでもある。

本書の記事やスクリプトは2020年4月以降のもので、『黙示録の到来』が出版された直後から、8月末までのものを掲載した。見返してみたときに冗長だと感じられた表現は書き直した。しかし、重要だと思われる箇所や、削除することでトーンや重要性が変わってしまいそうな部分はそのまま残すことにした。ときには、同じ事実が繰り返されていることに気がつくだろう。これは動画が削除されてしまった際に、検閲で葬られた重要な事実を再びお話しすることになったためである。仕方のないことであった。

本書の内容は私の動画やサイトを見れば、無料で知ることができるが（きっと、星評価1を付けて、これに関して批判する人がいるだろうから言っておく）、書籍という形で読みたいという人たちだっている。それに私の主な職業は作家である。2020年初のちょっとした報酬を得てもいいではないか。本書はできる限り、安く入手できるようにした。信じてほしいのだが、お金儲けをしたいのであれば、まったく違うことを書くか、ユーチューブをマネタイズして（なんと嫌な言葉だろう）、広告収入を得るだろう。

本書では、詐欺がどのように展開していったのかを解説していくが、物事が明らかになっていくにつれて、我々が歴史に残る壮大な詐欺に直面していることもわかってくるだろう。少数の連中のために、これほどまでに多くの人々を悪意を持って騙した出来事はかつてなかった。政府が軍のスペシャリストや心理学者たちを雇って人々に恐怖を吹き込もうとしていることも明らかになった。政府は国民にとっての敵になってしまったのだ。

エッセイを書くことは、私にとって難しいことではない。１９７０年代から80年代にかけては、テレビの司会者を務めていたこともあったが、私の本業は作家である。そのため、動画のスクリプトも、台本というよりはエッセイに近い。

それぞれのエッセイには、日付を入れるつもりだった。しかし、問題があった。書いた日を記録すればいいのか、録画した日を記録すればいいのか、公開した日を記録すればいいのか、自分で混乱してしまったのだ。結局は原稿を書いた順に日付を記載することにした。１つのエッセイは10分から25分もあれば読めると思うが、中には執筆に１週間、リサーチにそれ以上の時間をかけているものもある。こうした執筆やリサーチのために、妻のアントワネットと私は、この詐欺が始まって以来、毎日、毎時間を費やしている。この本は私だけのものではなく、彼女の本でもあるのだ。

元々、動画のアップロードは１週間に１回程度だったが、その後は毎晩アップロードするようになった。しかし、疲れてしまった私たちは、１週間に2回、日曜と水曜の午後7時に更新することにした。

ユーチューブ動画が禁止／検閲／削除されたときの日付も記載しようかと思ったが、すべてを記録しておくのが難しく、断念した。あまりにも数多くあるからだ。というのも、この年の8月末までの間は、毎日のように動画がユーチューブから削除されていたのだ。

どの動画が禁止や検閲（ユーチューブに言わせると何かしらを侵害したらしいが）されたのか知りたい方は、本書と私のユーチューブチャンネルを比較してみるといい。削除された動画の台本は、私のサイト（www.vernoncoleman.com）の「Health」というボタンからご覧になれる。皆さんが本シリーズを読む頃には、ほとんどすべての動画が削除されている可能性だって十分にありえると思っている。エッセイを書籍の形にしたのはそのためでもある。後世のためにもすべてのドラマを記録しておく必要があると考えたのだ。

エッセイを書いている間にも、法律は毎日のように変わっていたが、ＷＨＯ（この主な資金提供者は、ワクチンを熱狂的に支持しているビル＆メリンダ・ゲイツ財団のビル・ゲイツとメリンダ・ゲイツである）が権力を拡大し続けているという点や彼らが他の有効な科学には目もくれない点は常に一貫している。

いったいどれほどの偶然が仕組まれた陰謀なのだろうか？

最後に特別な３つの言葉を贈ろう。

政府を信じるな

マスメディアを信じるな

嘘と戦おう

覚えておいてほしい。あなたはひとりぼっちだと感じているかもしれないが、段々と目覚めている人は増えている。ひとりではない。我々はこの戦いに勝つのだ。

ヴァーノン・コールマン　２０２０年9月

# 目次

校正　麦秋アートセンター
本文仮名書体　文麗仮名（キャップス）

Chapter 1

# 隠されたアジェンダとは？

もしも我々の自由や言論の自由が奪われていなかったなら、コロナウイルスを利用して人々が支配されているという考えは持たなかっただろう。それにもちろん、隠された動機がなければ、今ほど無能な政府はない。

ロックダウンや、明らかに間違ったコロナ政策の結果、人々は明らかに敵対するようになった。警察は、（あいまいな）法律を破り、エクササイズやショッピングに出かけている隣人がいれば電話で情報提供をするよう求めていた。それどころか、大衆を扇動するようなソーシャルメディアのコンテンツがあれば報告するようにとさえ求めていた。互いを信じられなくなると、真実を伝えたいと望む人たちが反乱を起こすリスクは少なくなるし、追い詰められたネズミのように、恐怖が人々を支配するようになる。

自宅軟禁下に置かれた何百万もの人々は隠遁者《いんとん》となっていった。長いこと孤独を強いられた人々の中には〝通常〟の生活に戻るのが難しいと感じている人もいる。権力者たちにとっては、そうした隠遁者たちが怯え、服従してくれれば好都合だ。人々（特に10代の若者）は、まるで退屈しきって同じ動作を繰り返す動物園の動物のようだ。

人々は心の慰めを奪われていた。なかでも残念なのが教会の閉鎖だ。イングランド国教会やカトリック教会の指導者たちは己を恥じるべきである。スーパーが開いているのに、なぜ教会は駄目なのだろうか？　大抵の教会は空いているし、信者たちは十分な距離を取ることができる。精神的な慰めはパンや豆のように、私たちにとって必要不可欠なのだ。精神的な慰めを奪えば、モラルの崩壊が助長されるかもしれない。

興味深いことに、まったく偶然にも、我々の社会はイスラム社会のようになりつつあるが、そう感じているのは、私だけだろうか？　教会は閉鎖され、我々は顔を覆うようにと言われ、パブは閉まり、パーティーは禁じられ、イースターの卵の販売やメイクアップは〝不必要〟だと見なされるようになった。イスラム教を批判しているわけではない。しかし、私たちの社会がいわゆる「クリスラム」（クリスラムについては別途解説する予定だ）に向かっていると言えるのではないだろうか。

中小企業は崩壊しつつある。1万2000人の会計士が所属するコーポレート・ファイナンス・ネットワークによると、1か月以上生き残る資金を持たない中小企業は80万社にのぼると予測されるそうだ。政府は中小企業に対して長いこと反対の立場を取ってきた。

中小企業は煩わしいし、混乱を招く存在と考えていたのだ。

巷《ちまた》では、老人たちがターゲットにされている（そうなると予測していたが）。イギリスでは、年配者が医療行為を受けられないでいるのだ。彼らは蘇生《そせい》措置を拒否する書類に署名を促される。親族や友人が訪問できないということは、老人たちは有無を言わさず医療行為を拒否されるということだ。年金も将来的にはカットされるだろう。その結果、多くの年配者が病にかかるよりも先に飢えや寒さで亡くなることになるだろう。がんや心臓病疾患や、何かしらの病を患いながらも病院から送り返された年配者たちは、治療も受けずに家で亡くなっていくのだ（しかも、この死はコロナウイルスによるものとカウントされてしまう）。企業は配当金の支払いを停止するよう求められるだろう。利率はかつてないほど下がっている。その結果、年金暮らしに頼っている大勢の暮らしは悪化し、経済的自立を望む人々の状況も悪くなるだろう。そして、マイナスの利子率は、やがて〝当たり前〟になるのだ。

ワクチンの大規模接種も巧妙に仕組まれている。そして、ワクチンができれば安全になるということばかりが議論されている。英国政府はワクチンやワクチン接種に関する批判を違法行為と見なすつもりだ。たとえ、その批判が事実に基づいたものであってもお構いなしである。さらに、予想通り現金の使用は禁止に向かっている。長いこと、銀行は現金をなくしてしまいたいと考えていた。政府も同じである。現金は人々に行動や言動の自由を与える。コロナ騒動の前から銀行は深刻な問題を抱えていた。しかし、今はローンのおかげで助かりそうである。納税者たちがローンを返済してくれるからだ。銀行の上層部はとんでもなく多額の給料とボーナスを享受し続けるのだ。

真実は多くの方法で操作され、歪められている。裕福な国の出稼ぎ労働者が貧しい母国に送金している金額は7150億ドルで、このお金に頼って生活している人は世界に10億人いる。メディアはこの現状をあまり取り上げないようだ。イギリスにおいては、例年の同じ時期の空き病床数と比べて、今は4倍もの空き病床があるというのに、手術や放射線治療や薬物療法が必要ながん患者たちはまったく治療を受けられていない。ジャーナリストがこの理由を追及することもない。

政府は強大な新しい権限を自分たちのものにしている。イギリスの緊急法案では、政府に強大な権力が認められた。すべての党の議員たちがイギリスを指揮できることに喜びを感じているだろう。警察は完全に力を持ち、実質上、何でも好きなことができる。ショッピングやエクササイズのために出かけていた人を家に送り返すこともできる。禁じられている活動は、今ではあまりにも広範囲にわたっている。イギリスでは車を洗うことさえも違法とされているのだ。

「危機」の代償として、税の大幅な引き上げが起きるだろう。その結果、勤勉な中流階級の人々の暮らしはさらに悪化するだろう。今の私たちには自由がなく、言論の自由もない。これこそが隠されたアジェンダなのだ。

書き上げたばかりの私の新刊本『コロナウイルス大災害から生き残る方法（How to Survive the Post Coronavirus Apocalypse）』は禁書とされた。違法なことや危険なことや誤った情報や不確かなことは書かれていない。単に事実だけが書かれているし、私の予測は数か月後や数年後に実際に現実となっている。しかし、出版することが許されなかったのだ。焼却されるような内容はひとつもない。中国では禁書にされたこともあったが、ヨーロッパでは一度もなかった。

私のサイトはしょっちゅう片隅に追いやられている（手を貸していただけるなら、www.vernoncoleman.com のリンクをあなたのサイトに貼ってほしい！）。真実や専門家としての判断をシェアしたいだけにもかかわらず、フェイスブックといったソーシャルメディアの出入りも禁止された。新聞や雑誌が私の名前を取り上げることはないし、書籍に関する記事やレビューでさえも取り上げられない。

ウィキペディアでは誤った情報が流され、明らかに私の評価や信頼を傷つけようとするためだけに書かれた偏った情報が掲載されている。ウィキペディアは誰もが編集できるが、奇妙なことにページに書かれている本人が間違いを正すことは許されないようだ。もし、手助けをしていただけるなら、www.vernoncoleman.com の経歴詳細ページに役立つ情報が掲載されているので、ぜひご覧になってほしい。英国広告基準局（イギリスの民間団体）が科学的な証拠に目を向けようとせず、異常な決断を下したことに関する分析も掲載している（注：私が〝コロナウイルス〟という言葉を『黙示録の到来』から除外した途端に出版が許可された）。

２０２０年４月28日

# Chapter 2

# 政府の嘘と詐欺／隠されたアジェンダ!?

イギリスでは、800万人が病院送りとなり、50万人が死亡するだろうという発表から始まった。紛争や戦争、ヨーロッパ人の約半分が死亡した20世紀初期のスペイン風邪やペストの流行についてもよく話題になっていた。コロナウイルスには届出義務があり、狂犬病やエボラウイルスと同じ特殊なカテゴリーに分類される。そんなわけで破滅論者たちは大はしゃぎであった。

同じようなことが世界中のあちこちで起きていた。騒動は突如広まった。しかし、はじめから、すべてが間違っていたように思える。というのも、数字が正しくなかったのだ。私のウェブサイトの2月の記事では、隠されたアジェンダがあることをお伝えした。以来、私が発言することや書くことはすべて正確であることが証明されている。

どうやら皆、インフルエンザで年間65万人が死亡していることを忘れているようだ。イギリスだけでもインフルエンザで何万人もが亡くなっている。それなのに、なぜコロナウイルスはそんなにも危険なのだろうか？
実はコロナウイルスが危険でないことはすぐに証明されていた。イギリスの政府諮問委員会の専門家たちも「新型コロナウイルス感染症は重大な影響を及ぼす感染症ではない」という結論を出している。インフルエンザと同じカテゴリーなのだ。それであれば、政府はこれまでの方針を撤回すると思うだろう。しかし、実際は違った。まったくそのような動きはなかった。数日後、イギリスはロックダウンを行使した。その他の多くの国でも同じことが行われた。

騒ぎが落ち着き出してからも、政府は「過剰に反応しすぎた」という謝罪をしなかった。それどころか358ページにもわたる緊急法案を出してきて、国民の大部分は自宅軟禁下に置かれた。「ロックダウン」という名称が使われたが、これは自宅軟禁に他ならない。

358ページもの法案を用意していたのは、なんと都合の良い話だろうか。専門家は「大騒ぎする必要はない」という結論を出していたのに。政府は、ニール・ファーガソンという人物に頼っている。彼は数理モデルをベースにした予測を行っている。彼はロンドンのインペリアル・カレッジの数理生物学の教授で、彼のアドバイスに基づき、政府は我々を閉じ込めたり、ソーシャルディスタンスのルールを定めたりしているのだ。

では、この人物は優秀な成果を出しているのだろうか？　そうとは言えない。以下は政府が彼や彼のチームを信頼すると決めたときに、すでにわかっていたはずの情報である。

・２００１年、インペリアルのチームは、口蹄疫《こうていえき》ウイルスのモデリングを行った。口蹄疫ウイルスによって６００万頭の羊、豚、牛が死亡していた。英国政府が投じた費用は１００億ポンドだった。しかし、インペリアルのチームの研究には〝重大な欠点〟があったそうだ。

・２００２年、ファーガソンは狂牛病で５万人の人々が死亡するという予測を出した。彼は羊を含めると15万もの命が失われると言っていた。しかし、イギリスでの死亡総数は１７７人であった。

・２００５年、ファーガソンは２００万人が鳥インフルエンザで死亡すると述べていた。しかし、死亡総数は全世界で２８２人であった。

・２００９年、ファーガソンとインペリアルの仲間は、自分たちのアドバイスを信頼している政府に対し、イギリスでは豚インフルエンザで６万５０００人が死亡するだろうと告げた。結果的にイギリスで豚インフルエンザが原因で亡くなったのは４５７人だった。

・最終的にファーガソンは、インフルエンザの流行に合わせて使われていた、文章化もされていない使用年数13年のコンピューターコードに基づいて、新型コロナウイルス感染症モデルを認可した。

ファーガソンの新型コロナウイルス感染症に関する研究に疑問を持つ人はいないようだ。もし彼が再び間違いを犯せば（おそらくそうなるだろうが）、国家は彼の研究のせいで暗黒時代に逆戻りすることになるだろう。私が知る限り、彼の研究は専門家たちの評価を受けていない。

政府のスタンスを批判するようになってから、誹謗《ひぼう》中傷を受けたり、嘘をつかれたりすることが格段に増えた。動画に広告は付けていないが、政府のサイトを動画に貼り付けてくる人も現れた。

かつては、政府に疑問を投げかけることは良いことだと考えられていた。今は違う。真実を伝えることは許されないようだ。英国政府はワクチンに対して真実を述べている人たちを皆、テロリストとして扱うと宣言している。言論の自由ももはやこれまでだ。いずれ人々は語ろうとすることをやめ、言論の自由は過去の記憶となるだろう。

数年前、私の本は中国で禁書となった。同じことがこの国でも起こるとは思わなかったし、同じようになってきていることを恐ろしく思っている。初めてフェイスブックアカウントを作ろうとしたときには、「フェイスブックのコミュニティを守るため」という理由で、アカウントを作ることができなかった。フェイスブックが私から何かを守る必要があるのなら、そちらのほうが問題ではないだろうか。

私の批判（英国政府に対する批判も数多くある）は、正しい警告として見てほしいし、この予測は私が長年かけて積み上げてきたものだ。私は1975年に出版された『医薬品業界の人々（The Medicine Men）』で、製薬会社が強大な権力を持っていることを書いた初めての作家である。

私は1970年代に、記事やテレビを通じて、ベンゾジアゼピンの危険性について警鐘を鳴らした初めての医師である。1977年には『ペーパー・ドクターズ（Paper Doctors）』という本で、てんでばらばらな医学研究についても警鐘を鳴らした。1978年には著書『ストレス・コントロール（Stress Control）』で、医師として初めて、ストレスが人間の体に大きな害を及ぼすということを論じた。

私は政府のエイズに関する警告が行きすぎた誇張であることを正しく判断していた唯一の医師だったし、1988年には、医師として初めて、高齢化や病気にかかる人々の増加によって人口問題が起きることを警告した。

1990年代には肉とがんの関係性について書いたし、文章や放送を通じて、動物実験やワクチンに反対していた。しかし、今ではこうした問題について自分の考えを広めることが許されなくなってしまった。私が間違っているからではなく、私がラジオやテレビの公開討論ですべての議論に勝ってしまうからである。ディベートの相手が私との議論を楽しんでいたのは、形勢が不利になるまでの短い間だけだった。

ファーガソンよりも優れた実績となってしまい、申し訳ない。これも関係あると思ってのことだ。ファーガソンが吹き込んだロックダウンのせいで、数万人のがん患者が治療を受けられなくなった。政府でさえも、ロックダウンを実施するほうが死者数は増えると認めていた。政府は、ロックダウンによって15万人が死亡すると予測していた。一方で、コロナウイルスの死者数は、たとえ改ざんしたものであっても、それほどまでの数になることはないのだ。

この問題に直面している人たちはつらい状況だろう。私の妻も昨年、乳がんの治療を受けたが、手術や放射線治療の後遺症で肩にひどい痛みを感じるようになったため、理学療法が必要不可欠だった。しかし、治療は一度受けただけで、それきりとなった。

何百万もの人々が恐怖で取り乱している。販売員やデリバリーの運転手や他にもさまざまな形で働き続けている人々には心から敬意を伝えたい。中には恐怖を感じながら働き続けている人たちもいる。ある店では、手術着のような格好をした販売員を見かけた。ガウンを羽織り、エプロンをつけて、帽子をかぶり、マスクと手術用の手袋をつけていた。権力に取り憑《つ》かれた警察は事態をさらに悪化させた。スーパーの配達ドライバーは、配送トラックを止められ、車を走らせる理由を聞かれたという話を聞かせてくれた。

政府は嘘をつき続け、詐欺を続けている。引っ込みがつかないのだ。自分たちの大失敗を認めれば、次の職を探すはめになると気づいているからかもしれない。

彼らは毎日、コロナウイルスによって多くの人々が亡くなっているという「数字」を作り出している。実際はインフルエンザで亡くなっている人数のほうが多いにもかかわらず、コロナウイルスで多くの人が亡くなっていることになっているのだ。もちろん、こうした数字は正しくはない。がんや心臓病で亡くなった多くの人たちも新型コロナウイルス感染症による死とされて、コロナウイルスの死者数を増加させている。特に介護施設で亡くなっている人が多いと言われているが、介護施設の入居者の中には、すでに人生の終焉に近い人たちもいるだろう。だから入所しているのだ。毎年、60万人の英国人がそこで亡くなっている。つまり1週間で1万１０００人以上が亡くなっているのだ。

大切なのは、死者数全体を見ることである。そうやって見ていくと、総死亡率がずっと変わっていないことは明らかだ。唯一の違いといえば、今は皆がコロナウイルスで死亡していると公表されていることである。

一方で、恐怖が広がり始めた当初よりも病床の空きは増えている。病院の病床数の約半分が空いているのだ。

他にもある。3月に遡るが、政府のアドバイザーのファーガソン教授は、下院科学技術委員会に対して、これから9か月の間に亡くなるコロナ患者のうち3分の2は、コロナウイルス以外の何かしらの要因で亡くなると認めているのだ。そうであれば、公に発表しているコロナウイルスによる死者数は3分の1まで減らすのが当然であろう。

言えることは2つある。1つは、イギリスと世界のその他の国は、無能な道化師たちに操られているということだ。この道化師たちは、探究心のないジャーナリストたちを何とかごまかそうとしている。これは十分考えられる。

たとえば、BBCはヨーロッパから多額のユーロを受け取るようになってから、プロパガンダ・マシーンと化している。この理由はおわかりだろう。メディアが通常のインフルエンザで死者が出るたび報道をしていたら、我々は絶えず怯えて暮らすことになるか――あるいは、報道を無視するようになるだろう。

しかし、政治家たちは本当に見かけどおりの間抜けなのだろうか？　あるいは何かしらのアジェンダを隠しているのだろうか？

この馬鹿げた騒動を利用し、政府が利益を得るための12の行動計画をリストにしてみた。いわゆる「隠された12のアジェンダ」だ。

その1つ目が、人々を敵対させることだ。ある警官隊は、大衆を扇動するようなコンテンツがネットにあれば、報告するようにと市民に求めていた。つまり、現状維持を拒否し、警察国家になろうとしている状況に疑問を感じさせるようなコンテンツは報告しなければいけないということだ。

今や真実を伝えることは違法と見なされ、真実を伝えれば政府を侮辱していることになる。あなたが言論の自由を信じているなら、これは非常に憂慮する事態だろう。中国やソビエトやナチスも同じような政策を取っていたことを思い出す。

他にも隠されたアジェンダはある。我々は隠遁生活を送るようになり、怯え、従順になった。警察国家にとっては完璧である。年配者たちは無視されている。ワクチンの常体化と義務化に向けての準備が進んでいるし、人々の暮らしは、以前よりも貧しくなり、依存的になっている。現金は追放され、言論の自由もやがては記憶の中に葬られるだろう。教会は閉鎖され、人々は精神的な慰めを奪われ、中小企業は破壊され、税金は膨大に引き上げられるといったことも起きるだろう。

「隠された12のアジェンダ」の詳細は、www.vernoncoleman.com にも掲載されている。サイトを表示させなくしようと躍起になっている人々もいるようだが、今のところはまだ存在している。ただし、政治家たちが隠されたアジェンダなどないことを証明してくれたほうが話は早い。ファーガソンを解雇し、ソーシャルディスタンスのルールは忘れ、ロックダウンもやめてしまえばいい。今すぐにだ。

そうすれば、もしかしたら、彼らが世界に仕掛けた騒動から逃れることができるかもしれない。

私たちの生活を脅かしているのは、コロナウイルスではなく政府なのだ。能なしの責任者たちが、このお粗末なウイルスに関する嘘をやめるのはいったいいつになるのだろうか？

当初、私はコロナウイルス騒動のすべてが単なる失敗の結果なのか陰謀なのか決めかねていた。政治家やそのアドバイザーたちは愚かな決断ばかりを下している。しかし、今回に関しては失敗という範疇《はんちゅう》を超えている。どう見ても愚かな政策を取る何かの理由がなければ、これほどまでに多くのリーダーたちが間違ったことをしでかすはずがない。

だとしたら、考えられるのは陰謀論だ。彼らは世界を乗っ取ろうとしていて、無慈悲に我々の暮らしを支配していると考えれば、何が起きているかは疑いようもないではないか。とっくの昔に指摘していたことだが、政治家が新型コロナウイルス感染症を本当に重大な病だと感じているのなら、広範な検査を実施し、健康的な生活を封じ込めるのではなく、病気を完全に封じ込めようとするだろう。彼らは集団検査を実施していないではないか。実施していたなら、人々は病気になっていないし、単に大騒ぎしているだけだと気がつくだろう。だが、それでは不都合なのだ。

分別ある知的な人々は、コロナウイルス自体がでっち上げで、常軌を逸した戯言《ざれごと》だと気がついている。恐怖に支配された、騙されやすい人たちだけが、新型の感染症とされているこの馬鹿げた病を受け入れている。昨日は、地方自治体から「公園での日光浴を禁じる」という知らせが来た。健康に害を及ぼすリスクがあるそうだ。いったい、何をどうしたら日光浴で健康に害が出るリスクがあるというのだろう？

政治家は今でも口を開けば嘘をつく。とりわけ大きな1つ目の嘘は、コロナウイルスが致命的ということだ。この死者数も間違っている。完全に間違っている。彼らはあらゆる死をコロナウイルスによる死としてカウントし、必死になって数字を押し上げている。この頃は、がんや心臓病で亡くなる人がいない。仮に飛行機が墜落しても、亡くなった人たちはコロナウイルスによる死とされるだろう。

政治家たちはあらゆる死に対して嘘泣きを見せるが、個人の悲劇を自分たちの目的のために利用しているだけなのだ。何とかして、全世界でのコロナウイルスの死者数を25万人まで増やし、その偽の数字に大騒ぎしているだけに見える。

しかし、私が3月中旬に指摘したように、通常のインフルエンザでは、1シーズンだけで65万の人々が亡くなっている。コロナウイルスは致命的ではない。たしかに致命的になる場合もあるが、いつも悲劇を引き起こすわけではなく、多くの人々にとっては単なる不快な症状にすぎないのだ。インフルエンザでは赤ん坊や子供、健康な大人までもが死亡している。

今では政府までもが、コロナウイルスで亡くなる人よりもロックダウンによって亡くなる人のほうが多いことを認めている。コロナウイルスに感染した人々の大部分は無症状だ。それ以外のほとんどの症状も風邪やインフルエンザに近い症状である。感染した99%の人が治っているのだ。亡くなった人の90%は、それ以前に健康的な問題を抱えていたか、私よりも年上であるかのいずれかだ。これが事実だ。コロナウイルスはインフルエンザと比べても致命的とは言えないだろう。

2つ目の嘘は「ロックダウンが必要だ」というものだ。人々を自宅軟禁したところで何にもならない。それどころか、ロックダウンによって重大な被害が生じ、コロナウイルスで亡くなる以上の死者数が出ている。

イギリスでロックダウンが導入されたとき、偽善者のニール・ファーガソン（愛人と会うためにロックダウンのルールを破って外出していた）は、50万人のイギリス人が死亡すると予測していた。８００万人が入院することになるという話も出ていた（国には14万の病床しかない）。まったくくだらない。ファーガソンの実績は恐ろしいものである。彼の〝科学モデリング〟というのは、科学とはいえないモデリングではないだろうか。

どうしようもない愚か者だけが、ロックダウンで国が守れると主張している。隠された目的があるなら別だが、ロックダウンによって守られるものは何もないし、ありとあらゆる方法で個人を弱らせ、国を弱らせている。結局は、秋にはさらなる感染の拡大が起きる可能性が濃厚になっただけである。

現在のイギリスでは、病院が今でもコロナ患者以外の患者の受け入れを拒否している。がん患者たちは治療を受けられていないのだ。歯科医院でさえも閉まっている。ビジネスは死にかけている。あからさまな暴挙である。ロックダウンは永遠に続くのだろうか？

考えられる可能性としては、隠された目的があるということである。政治家は我々を弱らせ、恐怖に陥れ、支配したいのだ。私のサイトのアジェンダを読んでほしい。

3つ目の嘘は、「医療崩壊を防ぐため、医療サービスを守る必要がある」というものだ。一体、誰がこんなにくだらないことを思いついたのだろう。あまりに真実とかけ離れているではないか。しかし、この嘘の結果、医師たちはがん患者の治療をやめるようにと言われた。こんなことが正当化されていいはずがない。決して。非人道的な指示に従う医師たち、悪意ある指示に従う医師たちは、自らのことを心の底から恥じるべきである。彼らは讃《たた》えるに値しないし、刑務所に行くべきである。空き病床はかつてないほど増えている。すべてが終わったとき、弁護士たちは大忙しだろう。

それでも隠されたアジェンダがあることに疑問を持っているようであれば、2つのことをお教えしよう。

3月19日、イギリスの公衆衛生機関と危険病原体諮問委員会は、新型コロナウイルス感染症が「重大な影響を及ぼす感染症ではない」という結論を出した。コロナウイルスは、インフルエンザと同様に、よくある、ありふれた感染症という警戒レベルに引き下げられたのだ。

3月26日（感染の重要度が引き下げられたあと）、英国政府は強大な権力を持つ358ページにわたる緊急法案を出した。この法案は自由を奪い、イギリスを警察国家に変えてしまうものだった。そうして我々は家に閉じ込められ、自宅軟禁下に置かれた。各地の選挙は正当な理由もなく延期された。これらの出来事は矛盾しているではないか。私たちの自由を奪おうとする目的があるとすれば、話は別だが……。

すでにこの病気になった人には効果が出ないにもかかわらず、注射（私はただの医師なので公の場ではこの言葉しか使えない。政府に逮捕される可能性があるからだ）を打つ必要があるというのも奇妙な話だ。この主張はグリム童話を思い起こさせる。どうして実際の病からは免疫を獲得できず、高額なワクチンによって、同じ病を弱めたものを投入しなくてはいけないのだろうか？　とても不可解だし、まさに現実世界のミステリーではないか。私は50年間、ワクチンについての研究を行っているし、大部分の人よりも詳しく知っているつもりだが、そんな私でも説明がつかない。医者であれば、バカバカしいと一蹴するような理論である。

民主主義を取り戻したいなら、なぜ愚かなロックダウン政策を実施するのか、我々は政治家たちに明確な説明を求めなくてはいけない。なぜ、すべてが秘密にされているのか？ここは我々の世界だし、我々は戦争をしているわけでもない。いや、ひょっとしたら、政府の大部分は世界のどこかで戦争に加担しているのかもしれない。だとしても、コロナウイルスとは無関係ではないか。私たちには、彼らが根拠としている証拠を知る権利がある。

だが、それらは秘密にされている。なぜなら、人々を納得させるような証拠などないからだ。

陰謀論とは結びつけたくないという人もいるだろう。私もそうだ。しかし、その他のあらゆる可能性が絶たれたときに、ほかに何が残るだろう？

いったい何が隠されているのだろうか？　誰が得をするかを見てほしい。お金の流れを追ってみてほしい。私のサイトで公開している隠されたアジェンダという項目を読んでほしい。そうすると、この大失態に関するあらゆる真実にも気がつくだろう。政治家やメディアが言うことを信じてはいけない。疑心暗鬼になるのは、分別ある健康的でまっとうな考え方だ。

どうか、あなたの知っている人に伝えてほしい。真実を伝えたという重罪によって私の動画やサイトが削除されてしまう前に、こうしたコンテンツをぜひ見てほしいのだ。

外に出たり、公園で抗議活動をしたりすると、我々は残らず逮捕されるだろう。だからインターネットを使って、できるだけ多くの人々に真実を伝えていくのがいいだろう。

恐怖に支配され、いまだに政府のくだらない考えを信じている人々がいるなら、真実について読むように頼んでほしい。そうすることで、ひょっとしたら、私たち全員に何が起きているか理解できるかもしれない。

恐怖はコロナウイルスからもたらされるわけではない。政府がもたらしているのだ。「我々は政治家を信用していない」と伝えようではないか。私たちは政治家を信じていないし、非科学的で有害なロックダウン政策を主張する人がいるのなら、チャンスがあり次第、辞職させるべきだ。——そして二度と投票しないことだ。

もちろん、彼らが選挙に再び立候補できたらの話だが。しかし、そんなことになったとしたら恐ろしい時代だ。

２０２０年5月2日

# Chapter 3

# ロックダウンで殺されるのは、何百万人いるのか？

世界中で何百万もの人々が、ロックダウンという馬鹿げた政策によって亡くなっている。一方で、重要な病は無視されている。病院は本当に助けを必要としている患者を閉め出し、がん、心臓病、その他の命にかかわる病を抱える患者たちが隅に追いやられている。続く世界的な不況により、多くの長期間の失業者や飢餓に苦しむ人々も出てくるだろう。こうした馬鹿げた政策の責任者たちこそ解雇され、任務から追放されるべきでないだろうか。

世界中の多くの医師たちが私の考えに同意してくれるようになっている。コロナウイルスの恐怖は悪意を持って煽《あお》られているし、ロックダウンや大衆の興奮やパニックのほうが、このふざけた病気よりもはるかに重症なのだ。しかし、政府がこの暴挙をやめる気配はない。

専門家たちはようやく（遅まきだが）私の提案（数週間前のもの）に同意してくれている。政府は国民全員に検査を行い、感染している人々を閉じ込めてしまえばいい。そうすれば感染は広がらない。簡単ではあるが、効果的だ。

最近では「世界中で25万人がコロナウイルスで死亡している」という悲劇が大々的に報道されている。多くの（おそらくほとんどの）患者はコロナウイルスで死亡することはないにもかかわらず、彼らはコロナウイルスで死亡したことになっている。どうしてこんなにも違いがあるのだろうか。

どうしてイギリスの数字は、世界の中でも特に悪いのだろうか？　多くの移民がいるため、イギリスはヨーロッパの中でも人口密度がもっとも高いが、それだけが原因ではないだろう。

思うに、コロナウイルスを害悪のあるものにしようと躍起になっているのは、警察に前代未聞の権力を与える邪《よこしま》な緊急法案を正当化する必要があったからではないかと思う。しかし、皆が大騒ぎしてしまい、計画は裏目に出た。イギリスは世界でも最悪の記録を出し、政府は赤っ恥をかいた。コロナウイルスで亡くなったとされている3万人のうち、本当にコロナウイルスが原因であるケースは半分にも満たないのではないか。英国人はコロナ対策がもっとも下手な国民だと思う。

重要なことは、仮に世界で25万人が亡くなっているとしても（そんなことはありえないが）、コロナウイルスがインフルエンザに比べて致死率が低いことを誰も言及しないことだ。インフルエンザでは、１シーズンだけで世界の65万人が亡くなっているというのに。

では、どうしてインフルエンザにはヒステリックにならないのだろうか？　イギリスでは年間に約60万人が亡くなっているが、インフルエンザや肺炎で亡くなる人の数は、コロナウイルスによる死者数が上昇するにつれて、下降しているようにも思える（間違いなく、今年はインフルエンザの死者数が少なくなるだろう。そして製薬会社は自分たちの功績だと主張するだろう。その理由を考えてみてほしい）。２０２０年の後半（そして翌年）には、がんやその他の見捨てられた病による死者数が急上昇するだろう。そして、私が恐れているように、自殺や殺人による死者も増えるだろう。

政府とメディアは世界中で（特にイギリスでは）故意に恐怖を作り上げている。

新型コロナウイルス感染症は不快な病気であることは間違いない（病になることの苦しみを我々は今年のはじめにすでに経験していたし、妻のアントワネットはかなり体調が悪かった）。しかし、それはインフルエンザでも同じである。実際、私もインフルエンザにかかったときにはこのまま死んでしまうかとさえ思った。実際、インフルエンザが原因で、さまざまな年代の人々が死亡している。若者も年長者たちも、健康な人もそうでない人も同様に亡くなっているのだ。

しかし、コロナウイルスの恐怖は、あまりにもバランスを欠いている。２日前にとある店を訪れたとき、販売員は手術着、ビニールエプロン、マスク、手術帽、ゴム手袋といった出《い》で立ちをしていた。彼女はプラスチックのついたての後ろに立ち、怯えているようだった。どうして、髪まで覆う必要があると考えたのかは想像もつかない。彼女は手を上げ、見えない患者の胸や腹や頭部に今にも飛びかからんばかりだった。この可哀想な女性は、まるで仮装パーティーに出かけるか、恐ろしいホラー映画の役を演じているかのようだった。この馬鹿げた騒動が収まったとき、彼女はどうするのだろう？　ただちに装備を解くのだろうか？　それとも奇怪な格好のストリップショーを開催し、もったいぶりながら1日1枚ずつ身につけているものを外していくのだろうか？

自ら作り出した危機を終わらせるための政府の哀れな試みは失敗に終わるだろう。ビーチでのピクニックを許可すれば事態はさらに悪化するだろう。人々は仕事から長いこと離れることになった。多くの人は仕事への復帰を嫌がっている。政府の給与補償で送る生活はダラけたものだ。休暇もなければ、楽しみにするようなイベントもない。すべてが灰色だ。そして、恐怖だけがある。仮に仕事があっても、どうして仕事に復帰する理由があるだろうか？

唯一の解決法は迅速に決断力を持って行動することである。ロックダウンを直ちに終わらせることだ。ファーガソンが吹き込んだくだらない考えは忘れるべきだ。

拙著『黙示録の到来』では、我々がどのようにこの騒動に巻き込まれ、何が起きているのかをお伝えした。そして過去を分析し、ニール・ファーガソンやボリス・ジョンソンやその他の連中によって作られている未来についてできる限り予測した。私がサイトに書いたすべては正確であることが証明されている。今では、健康や自由がさらなる深刻な危機にさらされている。

ファーガソンやジョンソンや、その他の連中は、我々がこの世の終わりに向かっていると思っていた。しかし、この世の終わりはコロナウイルスによって生じるのではなく、いわゆる〝救済〟と呼ばれるものによって生じているのだ。

これはもはや、失敗や陰謀と言われる範疇の問題ではない。

アントワネットと私は『黙示録の到来』をできる限り早く出版しようと尽力していたし、出版のために戦っていた。人々がこれを読んでくれれば（そして我々が直面する未来を理解すれば）、政治家が決断力を持って行動するよう圧力をかけることができるかもしれないという希望を持っていたのだ。サイトに書籍の文章をすべて載せるには、文字数が多すぎるが（本のページ数は１３３ページだ）、電子書籍も紙の書籍の価格も、これまでの本と同様にできるだけ安く販売した。印税はこの本の宣伝のために使わせてもらう予定だ（広告スペースを販売してくれる人がいれば！）。

私は多くの人に真実を知ってもらいたいのだ。何が起きようとも、我々はこれまでとはまったく違う世界に向けて準備をしなくてはいけない。

イングランド銀行は、これから不況が来るが、翌年にはそれも大丈夫になると言っている。銀行の業績を考えると、我々が健康で、完全に満たされて生活できるような保証がもらえるということなのだろう（高給取りのイングランド銀行の職員が貪《むさぼ》っているものを手にしたいものだ。よっぽど魅力的に違いないのだから）。

２０２０年５月７日

# Chapter 4 ボリス・ジョンソンがコロナ危機を利用し、民主主義を奪い取る

我々は、もはや民主国家に暮らしていない。我々は、警察国家で暮らしている。これから述べることは私の新しい本『黙示録の到来』にも記載した証拠である。

3月19日、イギリスの公衆衛生機関と危険病原体諮問委員会は、新型コロナウイルス感染症を「重大な影響を及ぼす感染症ではない」とした。コロナウイルスは、よくある、ありふれた感染症という警戒レベルに引き下げられた。

3月26日（感染症の重要度が引き下げられた後に）、英国政府は358ページにわたる強大な権力を持つ緊急法案を出した。この法案により私たちの自由は奪われ、イギリスは警察国家へとなってしまった。さらに、私たちは自宅軟禁下に置かれて、家に閉じ込められてしまった。

私たちは民主主義を取り戻すことができるのだろうか？

ボリス・ジョンソンには、なぜロックダウンを実施し続けるのか明確な説明を求めなけ

ればいけない。ロックダウンが有効である証拠があるのだろうか？　これは我々の国で起きていることだし、秘密にする必要もない。私たちはボリスが何の根拠を持って政策を実施しているのか知る権利がある。彼はいまだにファーガソンを頼っているのだろうか？

ロックダウンによって、感染にさらされる機会は減ったかもしれない。しかし、私たちは皆、虚弱になってしまった。免疫力の低下によって、秋には感染の第二波が訪れるのは間違いないだろう。寒い季節になれば、インフルエンザで亡くなる人も増える。そうなると、さらなる騒動が起きて、より厳しいロックダウンが実施されるだろう。

ボリスはそれを望んでいるのだろうか？

このような状況のときには、誰が得をしているかを見ていくことが重要だ。お金の流れを追うべきだ。あなたはすでに行き着く先を知っている。

２０２０年5月8日

# Chapter 5 制圧された医学の真実

製薬業界は1970年代から医療の専門家たちを支配している。このやり口について私は書いてきた。最初の著書『医薬品業界の人々』では、医者たちが製薬業界の駒でしかなくなってしまったことを指摘した。この本は当時、非常に高い評価を受けた。この本のレビューは、www.vernoncoleman.com の「経歴と連絡先詳細 (Biography And Contact Details)」のページからご覧いただける。

しかし、事態は当時よりも悪化している。製薬業界がすべてをコントロールし、ここ最近の私の書籍は激しい攻撃を受けたり、無視されたりしている。

まさに最近の医師たちは、製薬業界が読んだり聞いたりしてほしいと思っているものだけを読んだり聞いたりしている。これについて証明しよう。

数年前、私はロンドンに講演で呼ばれた。会のテーマは、投薬ミスや処方薬による有害反応というものだった。この会を企画したのはパステスト (PasTest) という企業だ。彼らはこのように言っていた。「パステストは30年以上、ＮＨＳ（訳注：国民保健サービスの略称。イギリスの国営医療サービス事業）で、専門家たちに医学教育を行ってきました。医療と健康管理の教育の質を高めることに貢献し、イギリスで医療サービスを提供するために奮闘している臨床医やマネージャーたちが専門性を磨いていけるような、さまざまな健康に関するイベントを立ち上げています。私たちの目的は国でも地域レベルでも、医療サービスに従事する人々にこうした教育を提供することなのです。トピックとしては、医療政策、ベストプラクティス、ケーススタディ、臨床管理、根拠に基づく実践などを扱っています。そして、バランスの取れた、現実的で、啓蒙《けいもう》的なプログラムに参加者を巻き込めるような、すばらしいスピーカーを呼ぶために尽力しているのです」と。

すばらしい、と思った。医原病（医者がもたらす病気）は、私の専門分野でもある。このテーマについてはいくつも本や記事を書いてきた。こうした活動の結果、使用が禁止になったり、制限されたりする薬剤も出てきたし、私は誰よりも貢献してきたつもりだ。

講演に加えて、主催者は最終プログラムの内容を決める手伝いもしてほしいと求めてきた。この会は意義あるものだし、ＮＨＳのスタッフに真実を伝える絶好の機会だとも思った。そのため、契約書に署名した。

パステストは、私を講演部門のコンサルタント兼、講演者に任命するという書面を書いた。しかし、その後、連絡がこなくなった。私の事務所は講演会がいつどこで開催されるかという詳細を繰り返し尋ねた。

答えは返ってこなかった。

最終的にそのイベントのプログラムがインターネットにアップされたときには、不思議なことに、私の名前は講演者のリストに入っていなかった。

講演会の宣伝文句はこのようなものだった。

「医薬品の副作用により多くの患者が病気になったり死亡したりしているとメディアが報道していますが、医薬品の副作用を避けるためにできる、現段階の対応策や患者の教育についてお話しします」

患者の問題が処方薬によって起きているという言及はすばらしい。医薬品に関する問題の大部分は愚かな医師が原因で起きているのであって、無知な患者が悪いわけではない。もし、処方薬の問題が起きなくなる方法を患者に教えるとしたら、アドバイスはシンプルだ。「医師を信じてはいけない」

また、このようにも宣伝されていた。「医療ミスは病床の4％を占めると推定されます」。そして、処方薬の問題により「イギリスでは毎年、年間1万人が亡くなっているのです」と。

私であれば、この数字はとても低いと言っていただろう（言うことを禁止されていたかもしれないが）。

さまざまな講演者たちのリストを見ても、知っている名前はなかった。なかには英国製薬産業協会の人や医薬品・医療製品規制庁の人もいた。NHSの代表者たちは、このイベントに参加するのに250ユーロと付加価値税（293・75ユーロ）を払うことになるのだろう。参加者たちは、それぞれ参加費を提供され、当局が承認したフォームに申し込むよう求められているのだ。

では、なぜ私はこの講演会に出ることを禁じられたのだろうか？

パステストの答えはこうだった。「彼（ヴァーノン・コールマン）は、物議を醸すような発言が多いと感じている人たちが一部いて、その結果、出席をやめてもらった」

これが製薬業界のやり方なのか？　製薬業界は、処方薬によって生じる問題について医師やNHSスタッフに話ができる人を選別するようになったのだろうか？　製薬会社の要請によって私が登壇できなくなれば、会の参加者は製薬会社が認めた人たちの話しか聞くことができない。すなわち、真実を話す人は登壇できなくなるということをNHSの上層部の方はおわかりなのだろうか？（今後、私がNHSスタッフを対象にした講演会に呼ばれることはないだろうが）。

私に話をさせないようにする人たちは、私の発言になぜそれほどまでに怯えているのだろうか？　私が真実を話せば、面目を潰《つぶ》されると彼らもわかっているからに違いない。恐ろしいことだが、NHSは多額のお金を支払って、製薬業界を代表し、処方薬が安全だという話をする講演者を呼んでいるのだ。その結果、私は登壇をさせてもらえなかった。契約を交わしていたため、登壇することはなかったが、パステストから支払いはしてもらった。このお金は拙著『医者を見限る勇気』（神宮館刊）の宣伝に使いたいと思う。

2020年5月9日

Chapter 6

# ヴァーノン・コールマンの評価を失墜させる出来事

ウィキペディアの編集者たちが私の信用を落とすために、すっかり忘れていたような昔の面白おかしい出来事をくまなく探し回っている。しかし、1つ見落としていることがある。

私がGP（訳注：NHSとの契約に基づき医療サービスを提供している総合診療医のこと。イギリスで病院の診療を受けるには、まずGPの診療を受ける必要がある）だった遠い昔、一家のかかりつけ医は自宅を訪問することが多々あった。そのため都合が悪いときに電話がかかってくることもあった。朝や晩の診療のときに電話がかかってくることもあった。

診療が終わるまで快く待ってくれる患者もいる。しかし、急を要する人たちもいる。だから、このように尋ねていた。「すぐに来てほしいですか？　それとも診察が終わるまで待てますか？」とてもシンプルだ。

あるとき、夫が心臓発作を起こしたと思った女性から電話がかかってきた。ただちに来てほしいということだった。そこで受付係に診療所を出なくてはいけないと告げ、待合室の患者に謝罪し、急患の家に向かった。

時刻は午後5時30分で、道路は帰宅する人々で混み合っていた。私はハザードランプを点灯し、道行く人々に車が通ることを知らせながら、できるだけ速く進もうとした。当時は明るいオレンジ色のサーブ99に乗っていた。ターボ搭載モデルで、かなりのスピードが出せる車だった。

患者は心臓発作ではなかった。私は少しの間そこにいて、男性とその妻をなだめ、適切な処方箋《せん》を出し（何を出したかは忘れてしまった）、夕方の診療を終えるために、診察所へと戻ることにした。

その件についてはそれで終わったと思っていたが、それから1～2日経《た》って、地元の警視正の秘書から何やら意味ありげな電話がかかってきた。秘書は地元の警察署に来てほしいということだった。どうやら、患者の元に向かっていたときに、警官の車とすれ違っていたようだ。警官は私を止めたかったのだろうが、見失ってしまった。しかし、ナンバーを控えて、診療所を突き止めたのだ。

警察署に行く理由が思い当たらなかったので、署には行かなかった。数日後、私はハザードランプを点灯しながら運転をしたということで送検された。裁判所に行かねばならず、医療弁護組合はロンドンの優秀な弁護士を付けてくれた。

最終的には、ハザードランプを点灯したまま運転したということで、5ユーロの罰金となった。以上である。運転免許も無傷である。どうやらハザードランプを点灯したまま走るのは違法だったようだ。それが許されるのはバスの運転手と、ハイジャックに遭って警官の注意を引く必要があるときだけだと言われた。

この話は国内のほとんどの新聞で報道され、あるリポーターからは「どうして署に呼ばれたと思うか？」と聞かれた。

「警官は小言を言いたかったのだろう」と私は答えた。だが、ここからおかしなことになった。ある新聞社が、「警官は脅しつけて謝罪をさせたかったのだ」と私が言ったという報道を出したのだ。

そのようなことは決して言っていないが、警視正に名誉毀損で訴えられたときには弁明のしようがなかった。ここから話はさらにおかしなほうにいった。ロンドンの有名な法廷弁護士は、「警官が証人席にいるのは嬉《うれ》しいが、今回の事例はその価値もない」と分別ある判断を下した。私は結局、発言してもいないことで、損害賠償として200ユーロを支払い、地方紙にちょっとした謝罪文を掲載することに合意した。訴訟にかかった費用がいくらなのかはわからない。私に関しては医療弁護組合が支払ってくれたが、警官の分は警察関連の機関が支払ったのだと思う。

そういうわけで、ウィキペディアに使える新たなネタができてしまった。編集者たちにとっては格好のネタだろう。

これは1970代から1980年代初期にかけての出来事である。新聞や裁判記録を遡れば、間違いなくとてもおいしいネタが見つかるはずだ。

2020年5月10日

# Chapter 7
# なぜユーチューブは私の動画を削除したのか？

最近、1つの動画が削除された。ショックだったが、驚きはしなかった。ショックだったのは、動画で私が言っていたことは、間違いなく正確だったし、本当のことだったからである。考えられる原因があるとしたら、私の動画は、世界の政府が懸命に掲げている〝権限〟に抵触したのだろう。

このウイルスに関する政策は大きな間違いであったと大勢の医師が今では私に同意してくれている。私は2月からそう言い続けてきた。政府のプロパガンダはさらなる恐怖を生み出したし、「ロックダウン」というコロナからの「救済措置」によって亡くなった人々は、このウイルスで亡くなった人の数よりもはるかに多いことを政府関係者は否定しようがないと思う。各国の政府は真実を歪め、国民を誤った方向に導いている。

私の唯一の目的は、真実を伝え、少しでも安心してもらうことだ。動画やサイトには広告をつけていないし、スポンサーも募集していない。いわゆる公共サービスとして、どちらも利用可能だ。テレビ番組やラジオに出るつもりもないし、新聞に記事やコラムを書くつもりもない。コロナウイルスについて書いたり撮影したりしたことで評判が落ちたとしても、このことを自分の内だけに留《とど》めておくよりはずっとマシである。

私は常識人ではない。うやむやにされてしまい、突き止めるのが困難になってしまった原因や真実を求めて戦ってきた。見返りを求めず、多くの年月を人々や動物のために戦ってきた。アカウントが削除されたり、嘘をつかれたり、あざ笑われたりすることには慣れている。

動画の削除に驚かなかったのは、ユーチューブが動画を検閲しているという残念な評判を知っていたからだ。というのも、これは〝奴ら〟のチャンネルなのだ。奴らの放送局なのだ。すなわち、奴らが望めば、国が認めたロビイストしか動画を投稿できなくなるということだ（本来、発行元は自分たちの発行物には責任を持たないといけないはずだ。ユーチューブは自らの放送局としての責任を否定していることになるのではないか）。

一方で、ユーチューブ側が動画を観ることもせずに削除したのであれば、公式で発表している見解とは矛盾している。これについての考えをまとめてみた。

数年前、イギリスの日曜新聞にコラムを書くという報酬の良い仕事を辞めた。イラク戦争の正当性に疑問を呈するコラムを編集者が掲載拒否したからだ。私は大量破壊兵器の正当性を信じていないし、我々は嘘をつかれていると考えていた。自分の率直な見解を表現できないのであれば、コラムを書く意味がないではないか。

自らの主義を貫いてコラムを辞めてしまったので、新聞の仕事は来なくなった。編集者たちは自分の主義があるコラムニストを好まないようだ。それゆえ、私の経済的な打撃は大きかった。

しかし、その新聞社は以来、少しずつ衰退に向かっている。その出来事の数年後には、発行部数が約90％も下がっているのだ。「お前が辞めたから発行部数が激減したわけではない！」と反論する人もいるだろう。言いたければ、そう言えばいい。私はそう思わないが。もしかしたら、「発行部数が減ったのは、すべての新聞社に言えることではないか」と言う人もいるだろう。そのとおりだ。しかし、この新聞社は、とりわけ発行部数が減っている。その理由を私は知っている。

新聞社が衰退しつつあるのは、誠実さを欠いているからだ。何のためにも戦っていない。読者に敬意を示していないのだ。読者は新聞社に敬意がないことを知っているか、あるいは感じ取っている。

ある意味で、発行元とはずるい存在である。

誠実でいたいのであれば、読者や視聴者たちの知性を尊重し、意見の異なる相手が伝えたいと思っている記事や発言にも寛容になるべきだ。

法廷の人たちが、これは削除だ、あれは検閲に引っかかるなどと言ってきたなら、勇気を持って「間違っている」と伝えるべきだ。そうでなければ、突然現れた誰かによって廃業に追いやられることになるだろう。検閲すべきは、見え透いた嘘をつく人や、危険で違法なものを広めようとしている人々だ。真実は抑圧できないし、皆さんは尊厳と善意を守りたいと思っていることだろう。

真実を伝えることなく、ほったらかしにしておくこともできるし、勇気と心からの誠実さを持って、自分の考えを伝えていくこともできる。出版の自由なしに、自由はありえないと気づくべきである。古いカウボーイ映画に登場する新聞記者たちを思い浮かべてほしい。彼らは真実を活字にする勇気がある人たちだった。

H・L・メンケンは、ジャーナリストと政治家の関係は犬と街灯の関係と同じであると書いた。セオドア・ルーズベルトの言葉を少しばかり引用させてもらうと、エスタブリッシュメントの批判を禁じるのは、非愛国的で卑しむべきことであるだけでなく、道徳的にも正しくないのだ。

ユーチューブ側には誠実さも勇気もないようだ。もっと重要なのは、読者に寄り添う出版社の本質を理解していないことだ。削除された動画には真実しか語られていなかった。長い時間をかけて医療問題について調査や執筆をしてきた私は馬鹿ではない。自分が間違っていると思うことを書いたり言ったりするはずがないではないか。

なぜ私の動画は検閲されたのか？　ひょっとしたら、気に入らないことを言った相手を仲間外れにするいじめっ子のようなものなのかもしれない。だが、それだけとは思わない。商業的にはそれではうまくいかないからだ。あるいは、政府が承認したプロパガンダにすんなり当てはまらない独創的な考え方は承認しないのかもしれない。

私の本は数年前に中国で出版禁止となり、このやり口については理解しているつもりだ。国家統制主義者、ファシスト、エスタブリッシュメントが長いことやってきた手法だ。ジョン・スノー医師や、センメルヴェイス・イグナーツ医師、そしてその他多くの人々に起きたことを見てほしい。

ユーチューブも似たようなものになってきている。もはや本来のユーチューブではない。ゼム・チューブ（Them Tube）である。権力者たちが出してほしくないと思っている動画は制限される。法廷の人々は、権力者たちに疑問を持つ人は皆、頭のおかしい、危険な陰謀論者であるという判断を押しつけてくるだろう。だが、ウェブサイトに載っている私の実績を見てほしい。私は頭がおかしいわけでもないし、陰謀論者でもない。だが、ファシズムの独裁者からしたら、危険な存在ということになるのだろう。

今回の件は、コラムニストを辞めたときに比べると、対処には困らなかった。ユーチューブでは収入を得ていなかったからだ。動画を撮るのは時間もエネルギーも使うが、それでも、残った時間とエネルギーを使ってでも、やりたいことはたくさんある。

動画を移転させるとしたら、自分のウェブサイトに同じ動画をアップするつもりだ。そうすれば、今後は撮影のために髪をとかさなくてもいいし、ユーザーに優しくないユーチューブに煩わされることもなくなる。私にいてほしくないのであれば、私だって他の誰かの放送局のゲストとなるつもりはない。

いずれすべての動画を削除するつもりだが、今はまだしない。ただし、この動画を削除されたときには、私も黙っていないだろう。ファシストや国家統制主義者や圧政的なプロパガンダを代弁するためだけに存在している放送局と付き合うつもりはない。

だからユーチューブが何を決めようと構わない。もし、失われた誠実さを取り戻したいのであれば、削除した動画を元に戻してほしい。動画のタイトルは『なぜ今、大きな脅威の中にいるのか？』である。このスクリプトの完全版はウェブサイトに掲載しているので、興味がある方は誰でも読めるが、なぜこれが検閲に引っかかったのか不思議に思うだろう。ユーチューブがこの動画を本来の場所に残す勇気があるのか見てみよう。もしかしたら、小動物に怯えて縮こまるちっぽけな運営者たちは、エスタブリッシュメントに取り入るのに必死になって動画を削除しているのかもしれない。

ユーチューブのおべっか使いたちに完全に追放されたって、私はちっとも構わない。ユーチューブが現れるずっと前から、コンテンツの削除や制限を経験してきたのだ。インターネットが現れるずっと前からだ。

かつて、執筆したものを削除されたときには、「必要であれば書いたものを書き出して、街角で配る」と書いた。あるいは手押し車を引いてでも本を売ると。今でもそのつもりだ。

この動画や、その他の動画が削除されたなら、言論の自由を大切にしている人々はユーチューブが価値ある媒体ではなく、洗脳するための媒体であることに気がつくだろう。

この動画のスクリプトはウェブサイトにも掲載するつもりだし、皆さんにはユーチューブ側が削除できないような場所に動画を保管してほしいと思っている。私はフェイスブックでも危険な人物と見なされアカウントを削除された。まさに現代版の焚書《ふんしょ》である。

この動画をフェイスブックやツイッターなどで拡散してほしい。もしくは私のサイトのリンクを貼ることで、人々が真実を直接知れるようにするのでもいい。皆に私のサイトを見たり読んだりしてほしいと伝えてほしいのだ。すべて無料である。広告も付けていない。誰からも書く内容を指示されていない。

　真実のために立ち上がろう。これこそが、本当に重要なことなのだ。

　椅子に座った老人から、動画を見てくださっている皆様、サポートしてくださっている皆様に感謝を込めて。

2020年5月13日

Chapter 8

# フェイスマスクについて知っておくべき17のこと

インフルエンザや感染症から身を守るため、あるいは口元に食べカスをくっつけているのがバレないようにするために、いつ、どのようにマスクを着用すればいいのだろう。世界の情報は混乱している。ロンドン市長のように、マスク着用を義務化しようとする人もいるが、誰もその根拠は示していない。市長は、英国政府がロンドンでのマスク着用を義務付けないのであれば、こちらで義務化すると訴えている。

家に転がっている不要品を使ってマスクを作る方法を説明した動画や本も多く出ている。古いブラジャーのカップに、耳や後頭部にひっかけられるようなゴムをつければ、2つのフェイスマスクが完成だ。もちろん、ブラジャーのサイズによってはマスクに不向きかもしれない。グラマーサイズのブラジャーでは少しゆるいだろう。それに、毎日新しいマスクを必要とする人は、大量のブラジャーが必要になる。

ここでは、マスクについて知っておくべき17のことをご紹介したい。世界保健機関（W

HO）は、使い捨てマスクは1回使用したら廃棄することを推奨している。洗える素材のマスクについてのガイドラインはないようだが、使用後は高温で洗うのが妥当だろう。

また、WHOは、健康であるなら、新型コロナウイルス感染症の疑いがある人の看病をする場合にのみ、マスクを着用する必要があるとしている。マスクは、石鹸《せっけん》と水を使って頻繁に手を洗うか、アルコール系の手指消毒薬と組み合わせて使用した場合にのみ効果がある。布製のマスクだとウイルスが侵入する恐れがあり、医療用マスクほどの効果はないと考えられている。「光学顕微鏡によるフェイスマスクの表面形状とフィルター効果の研究」というリサーチによると、布製のフェイスマスクは、排除すべき粒子状物質よりも繊維の孔《あな》のほうがはるかに大きいため、ウイルスをシャットアウトする能力が低い。ある研究では、フェイスマスクの孔は、ウイルス粒子の5000倍もの大きさがあると言われている。

つまり、ウイルスは大理石の凱旋門をうろちょろするネズミのように、フェイスマスクの中に簡単に入れるというわけだ。布製のフェイスマスクを洗うと、効果はさらに低下する。洗えば洗うほど、マスクの効果は低下していく。マスクは、完全にフィットし、頭を動かさない場合にのみ効果を発揮するのだ。

サージカルマスクは、外科医や看護師の唾液、食べ物、髪の毛などが傷口に入るのを防ぐために着用する。バクテリアはある程度防げるが、ウイルスは防げないことがほとんどだ。私たちが吸ったり吐いたりする空気の多くは、よほどぴったりフィットするものでない限り、マスクの側面から漏れてしまう。

米国疾病対策センターは、公共の場で他の人から6フィート（約1・8メートル）離れることが難しい場合、全員がマスクを着用することを推奨している。しかも、マスクを触ってしまうと、マスクの保護機能が劣化するようだ。なので、もし触ってしまった場合は、新しいマスクを着用することが推奨されている。ただし、喘息《ぜんそく》や気管支炎により、もともと呼吸が困難な人は、マスクをつけることでさらに呼吸が難しくなる可能性がある。

フェイスマスクをすると免疫力が低下するのだろうか？　はっきりとした答えは言えないが、フェイスマスクを長期間（数か月から数年）着用し続け、現実世界との接触がないのであれば、免疫力に悪影響を及ぼす可能性は十分にあるだろう（フェイスマスクに効果があるという前提だが）。フェイスマスクは、特定の病気に対する免疫力の向上を妨ぐのだろうか？　これについては多くの要素に左右されるが、フェイスマスクの効果によっても変わってくるだろう。

フェイスマスクを着用すべきかどうかについては、みんなそれぞれの意見を持っていると思う。しかし、誰もその根拠となる確固たる証拠を持っていない。マスクの効果は、マスクの性質、装着方法、交換頻度などに大きく左右される。

私は、この問題について膨大な研究を行ってきた。飽き飽きするほどの資料を読んだが、正直混乱している。唯一確信できることは、「誰も確信を持てない」ということぐらいだろうか。マスクの着用は、害があるないにかかわらず、マスク着用者に誤った安心感を与えてしまう可能性だってある。

ブログを読むときは、下にある日付を必ず見てほしい。物事は常に変わる可能性があるからだ。

２０２０年５月16日

# Chapter 9 人口抑制計画が進行中？

何としても陰謀論には結びつけたくないと思っている。そもそも私は、陰謀よりも政策の失敗のほうが多いと信じてきたからだ。

しかし、コロナウイルスに対する世界の対応が、失敗の連続であったと考えるのはもうやめた（多くの偶然の失敗はあったが）。私たちが操られていることは、証拠を見れば明らかである。そう確信した理由を以下に挙げてみたい。

まずイギリスでは、政府顧問が3月に「コロナウイルスは重大な影響を及ぼす感染症ではない」と発表した。私の知る限り、この重大なニュースを一面で報じたのは、私のウェブサイトだけだ。

第二に、この心強いニュースから数日後、英国政府は358ページに及ぶ緊急法案を発表し、国をロックダウンした。

第三に、世界中のコロナウイルスによる死亡者数は30万人だと言われている（ただしこの数字は操作されており、実際にはもっと少ないという見方が強い）。何という悲劇だろう。しかし、インフルエンザが流行しているときには65万もの人が亡くなっていることを忘れてはならない。だが、インフルエンザが原因で国が封鎖されたり、ソーシャルディスタンスを保ったりするよう命じられたことはなかった。

第四に、体制側の見解に対する反対意見はすべて闇に葬られている。（たとえば、ユーチューブは、政府の見解に疑問を呈するような「受け入れがたい」情報を発信するチャンネルを閉鎖している。ちなみにユーチューブが私の2つの動画を正当な理由もなく削除したため、私は自分のアカウントが利用停止にされる前にユーチューブを利用停止してやろうと決めた。しかし、私のオリジナル動画3本と、ユーチューブのポリシーに違反したとされる2本の動画は、驚いたことに、今のところまだ視聴可能だ）。

第五に、どの国の政府も恐怖を煽っている。政府が国民をコントロールするために使っている集団催眠のテクニックについては、後ほど説明しよう。

www.vernoncoleman.com の過去記事では、権力と支配を手に入れるための隠されたアジェンダについて説明したが、もう1つ隠されたアジェンダを書き忘れていた。人口抑制だ。その証拠を見てみよう。

世界の人口は溢《あふ》れすぎている。コロナウイルスは、人口問題に影響を与えるほどの数の人間を殺すことはない。しかし、ソーシャルディスタンスとロックダウンという双子の悪は、さまざまな意味で人口に大きな影響を及ぼすだろう。明らかに、私たちは恐怖心を植え付けられているし、新しい人に会ったり、この状況に疑問を持つようなコミュニティを作ったりすることを法によって禁じられている。

では、独身の若者には何が起こっているのだろう。彼らはマスクを着用するように命じられている。そのため、人の顔を見ることができないし、当然、笑顔も交わせない。同居人以外の人とは6フィート（約1・8メートル）離れていなければならない。ナイトクラブやパブで人と知り合うこともできない。映画館にも同居人としか行けないのだ。そのため、新しい人間関係が生まれる可能性はあまり（いや、まったく）ない。

12月になれば、ロックダウン効果で人口が急増するというジョークは忘れてほしい。中長期的には、若者がパートナーと出会うチャンスは激減することになるだろう。つまり、必然的に人口が大幅に減少することになる。世の中を支配しようとする人々にとっては、またとない大勝利となるだろう。

２０２０年5月16日

Chapter 10

# なぜ経済は立ち直れないのか？

中央銀行や経済学者たちは、コロナウイルスの「危機」によってダメージを受けた経済はすぐに立ち直るだろうと予測している。しかし、私はそうは思わない。銀行や経済学者は、すべてをお堅い財政面からしか見ていないため、まともな見方をしていない。

彼らは、政府が自ら作った問題に巨額の資金を投じれば、大企業は回復し、かつてのような状況が復活すると考えている（一方で中小企業はどうでもいいようだ。実際、計画の一部は、規制が難しく、税制面でも非効率な中小企業を破壊することになるだろう）。

それにしても、見ていて恥ずかしくなるほどの自信だ。たとえ政府が今すぐロックダウンやソーシャルディスタンスをやめたとしても、意図的に恐怖を煽り、圧力をかける規制がもたらすダメージはこの先何十年も、おそらく何世代も続くだろう。もちろん、それが狙いだ。政治家やビルダーバーグ会議の参加者は、何が起きているのかを知っている。しかし、ほとんどの経済学者や銀行員が食物連鎖の頂点に立っているわけではない。事実、これまで生み出された恐怖と不安は一夜にして消えることはない。

政府が何をしているかを正確に把握している私たち（つまり思想家や懐疑論者など）の間では、怒りが渦巻いている。しかし、国民の大部分は、恐怖のあまり真実を見ていない。特に、ミレニアム世代や子供たちは、自分たちの生活がめちゃくちゃになったことに大きなショックを受けており、未来が見えていない。いつもは抗議運動の中心となる10代後半から20代前半の若者が、今では恐怖のあまり、何もすることも言うこともできない。何をすべきか、いつすべきかを教えてもらいたがっている。意欲、野心、そしてアイデンティティすら失っている。

小さい子供たちですら恐怖を感じ、世界がひっくり返っているのを目の当たりにしている。もはや、恐怖と不吉な予感以外の確信はない。教育システムは頓挫し、おそらく回復しないだろう。野心も打ち砕かれてしまった。多くの人は、政府からの支援金と、黙って服従することくらいしか考えていないだろう。

ロックダウンやソーシャルディスタンスへの抗議が40代以上から寄せられていることは注目に値する。何が起きているのかを知り、自分と国のために立ち上がる勇気をふり絞っているのは年長者たちなのだ。彼らは、冬のインフルエンザの半分以下しか死亡数を出さないウイルスのために、なぜ国をロックダウンするのかが理解できない（この記事を書いている時点で、コロナウイルスは世界中で30万人の死亡者を出していると言われている。一方インフルエンザは1シーズンで65万人が死亡する）。人々や企業が職場に戻って税金を払わなければ、医療、教育、道路、失業手当などにお金が行きわたらないことを理解しているのは、そういった人々なのだ。

経済学者や中央銀行は、人々の慣習が永久に変わってしまうことに気づいていない。人々は不信感を抱き、疑心暗鬼になり、身近な人以外の人や物を信用しなくなった。多くの人間関係が完全に壊れてしまった。ストレスの影響で、ダメージもあるだろう。やてGP（総合診療医）が診察を再開すれば、人々は鬱や不安を訴え、長い行列ができ、長い待ち時間が発生する。適切なトレーニングも受けておらず、多忙なGPたちは、抗不安薬や抗うつ薬を大量に配るだろう。もちろん中毒性もある。何千万もの人々が処方薬のゾンビになってしまうかもしれない。

そのうち、買い物はほとんどオンラインショッピングになるだろうし、人々は必需品を買いだめするだろう。なぜならば、今後もロックダウンが続く可能性があるからだ。実店舗でのビジネスが成り立たなくなるため、かなりの数の中小企業はオンラインビジネスに移行するだろう。

さらに、人々は今までのようには旅行に行かなくなるだろう。休暇を取ったとしても、せいぜい控えめな旅行だろうし、国内からは出ないだろう。何百万もの人々が職を失い、政府からの支援金に頼るようになるだろうし、何百万もの人々が自宅で仕事をするようになるだろう。ほとんどの人が、テレビでしか娯楽を得られなくなるだろう。その結果、自分たちのビジネスモデルでは、もはや立ち行かなくなることが明らかになり、大企業までもが破綻するだろう。

私の考えでは、経済学者や銀行家の意見はすべて間違っている。来るべき不況から急速に回復することはない。しかし、政治家や世界の指導者たちは、そうなることを予測していなかったと思う。

私たちはこれまでになかったような世界的な不況に向かっている。私たちは操られており、産業革命以前の時代に戻ろうとしている。私には、それが偶然起こっているとは思えない。

２０２０年５月17日

# Chapter 11 石油供給を守るには

これまで何度も述べてきたように、私は現在の偽装危機を「政策の失敗の結果」とは考えていない（確かに多くのミスはあった。特にイギリスでは政府が驚くほど無能であることが証明されている）。私は、この危機が権力を掌握しようとした結果であり、非常に効果的だったと考えている。

この権力掌握にはさまざまな側面がある。www.vernoncoleman.com では、「危機」が世界の人口をコントロールするためのツールとして利用されていると説明した。他にもいろいろなことが起こっている。たとえば、石油だ。私は長年にわたり、石油が枯渇しつつあり、世界の本質を変えなければならないと主張してきた。

各国政府は、石油節約政策の口実を作るために、気候変動のデモを歓迎し、後押しすらしている。だが、この理由は、偽の地球温暖化論などとはまったく関係なく、石油の使用量を減らさなければ、芝刈り機はもちろん、大統領リムジンのタンクを満タンにできないからだ。

コロナウイルスのデマのおかげで、政府はここ数週間のうちに、数十年かけてもできなかったことを実現した。何百万もの人々が自宅で仕事をするようになった。エネルギーを消費する中小企業は、より一層効率的なインターネットベースの企業に取って代わられている。公共交通機関は削減され、今後は横ばいになるだろう。ビジネスでもレジャーでも、空の旅は喜ばしくない高い買い物になり、飛行機に乗るのは、気候変動対策のために会議に参加する2万人のデモ参加者だけになるだろう。さらにサポーターが盛り上げるスポーツは、テレビの中だけのものとなり、何百万人ものスポーツファンがお気に入りのチームを自宅で観戦することが当たり前になるだろう。

このようにすれば、石油の供給は存続させられる。石油不足について（そしてそれが私たちの生活にどのような影響を及ぼすのかについて）もっと知りたい方は、拙著『気候変動よりも大きな問題（A Bigger Problem than Climate Change)』に、私の知っていることがすべて書かれている。アマゾンでペーパーバックまたは電子書籍を購入できるので手にとってみてほしい。

２０２０年5月19日

# Chapter 12

# サイコな人々が増えている：致命的な政治家の嘘を止めよう

妻のアントワネットは、我が家で唯一、電化製品を理解しており、彼女だけがインターネットを使うことができる。今朝、アントワネットは私にいくつかの画像を見せてくれたが、ショッキングなこうした画像は何年も記憶に刻まれることになるだろう。

ある画像は、運動場にいる小学生の写真で、子供たちはチョークで地面に描かれた四角の中に閉じ込められていた。友達と遊ぶことができないのだ。もちろん、触れ合うことも。それぞれ1人でゲームをしている。1人でビー玉遊び。1人で鬼ごっこ。歴史に残る、もっとも速く終わるゲームだ。サッカーもない。クリケットもない。野球もない。内側には喜びとエネルギーが溢れているのに、大声を上げて走り回ることもない。別の写真では、子供たちが教室の中で数メートル離れて座っている。マスクとフェイスシールドもつけていた。まったく狂気の沙汰だ。邪悪な残虐行為とも言える。

イギリスでは、子供が転んだり、事故に遭ったりした場合、他の子供や教師が助けてはならないとされている。転んで膝をすりむいた子は、自分で手当てをしなければならない。恐怖のあまり、おもらしをしてしまった子は、自分で片付けなければならない。思いやりもない。ハグもない。もういい。狂気の沙汰もここまでにしろ。いったい誰がこのような野蛮な狂気を考えたのだ？

権力者は誰も、哀れな子供たちに及ぼす後遺症について考えていないのだろうか？　子供たちはこの状況によって、生涯にわたる傷を負うかもしれない。私たちは、新種の変人やさみしい精神障害者を生み出しているのだ。教師は思いやりのないサイコパス世代を作りたいのだろうか？　それとも情報不足で事実を見るのが面倒だからそうしているのだろうか？　教師は教育を受けている人々のはずだ。なぜ科学に関心を持たないのだろうか？

小児科医による調査では、子供がコロナウイルスを媒介したケースは1件も見つかっていない。1人もいないわけだ。感染した1人の少年が、濃厚接触者とされた170人に感染させることはなかったのだ。もし教師が子供たちを危険から守りたいのであれば、隕石が頭上に落ちてきたときのために、子供たち全員にヘルメットの着用を義務付けたほうがいいだろう。

大人たちも同様だ。あるレストランで、小さな温室のようなところに座っている人たちの写真も見た。ウェイターは、何か板のようなものの上に料理を置いていた。プロのサッカー選手（コロナウイルスによる重篤な病気にかかるリスクはほとんどない）は、1人で楽しんで練習していた。ひとりひとりがピッチの半分を使って練習していたが、他の選手にボールをパスすることは許されない。また、試合時のタックルの際には目をそらすように言われている。

教会はいまだに閉鎖されている。これは歴史上最大の責任放棄ではなかろうか。二度と教会に入る者がいなくなればいい。高給取りの司教たちを路上に出してはどうだろうか？正式な宗教が、人々が必要としているときに崩壊するなんてどうかしている。

歯科医院はまだ閉まっている。歯痛に耐えられない人々はアヘン中毒になっている。製薬会社にとっては良いニュースだろう。歯医者はマスクや手袋をして、無菌状態で治療しているのに、なぜ歯科医院を閉めなければいけないのだ？　どんなときもユーモアのセンスを失わない私の妻は、「もし歯が全部抜けてしまったら、マスクをすればいいわね」と笑う。

市町村は政府に反抗して、公園、公衆トイレ、駐車場を閉鎖し、人々が日光浴や運動をできないようにしている。誰もビタミンDの必要性を知らないのだろうか？　これではまた数十万人の病人が出ることになる。議員は私たちのために動いているはずだ。ここは彼らの国ではない。我々の国なのだ。来年、議会は財政難に陥るだろう。そして税金を上げ、ウイルスのせいにするだろう。だがすべては政治家のせいだ。ウイルスのせいではない。状況を理解できない子供たちや、痛みに苦しむ患者たちの話をするアントワネットの目には涙が浮かんでいた。

社会は崩壊している。アントワネットと買い物に出かけたときのことだった。開いている店はたったの3軒。それはそれは悲惨で、胸がヒリヒリする体験だった。ある店では、他の客が帰るまで外にいるように命じられた。お願いされたのではない。命令されたのだ(驚かれるかもしれないが、私は命令されるのが苦手だ)。次の店では、現金で支払おうとしたら怒鳴られた。

そして3軒目の店では、迷路デザイナーだって迷うであろう一方通行システムに従わなかったために、威圧的な若者に怒鳴られた。ちなみに、そのとき店には私たち2人のほかには誰もいなかった。

これらはすべて、「命を守る」ために正当化されている。こうすることが必要だと信じている人は、情報に疎いか、頭がおかしいかのどちらかだ。あるいはその両方かもしれない。私は哀れな食事客や、哀れなサッカー選手を滑稽に思う。今後、買い物はオンラインにしよう。

しかし、私たちは子供たちに何をしているのだろうか？　教師がこんなことをするのを許していいのか？　チョークで線を引いたり、テープを貼ったり、ナチスも困惑するようなルールを考案するひどい教師たちは、全員クビにして、人と関わる仕事から永久に追放すべきだ。狂気の沙汰はあまりにも行きすぎているし、止めるべきだ。

どうして聡明な人々はたくさんいるのに、こんなにくだらぬ考えを我慢しているのか？　次は何だろう？　ユダヤ人や同性愛者、それとも70歳以上の皆殺しを命じられるのか？　なぜ多くの人がコロナウイルスに関する嘘を信じているのか？　もっとも危険な嘘は、陰謀論者ではなく、政府から出回っているのである。

死亡率の観点から見ると、忌まわしきコロナウイルスはインフルエンザよりも危険性が低いという証拠があることを忘れてはならない。3月中旬、私は最初の動画で、コロナウイルス騒動は史上最大のデマであると説明した。そのとおりだった。政府は自分たちの都合で、数学者を科学者のように扱うのではなく、占い師や経済学者と同じように扱った。

しかし、不都合な事実なので、ユーチューブはこの発言を好まないだろう。

覚えておいてほしい。これまでのところ、コロナウイルスによる1シーズンの死者数は、インフルエンザの1シーズンの死者数の半分にも満たないのだ。信じられないのであれば、数字を見てほしい。コロナウイルスで死亡したとされる世界中の人数を調べてみてほしい。現在のところ、約30万人が死亡したとされている。さらに、悪性のインフルエンザで死亡する可能性のある人数を確認してほしい。約65万人だ。この事実を抑えこむことはできても、無視することはできない。

もしユーチューブが視聴者のことを本当に考えているのであれば、正当性のない脅し文句を次々と作り出している政治家やメディア、数学者を抑え込むだろう。問題は、政府が私たちを恐怖に陥れ、従順にさせておきたいということだ。彼らは物事を変えようとはしない。既得権益を享受しており、世界史上最大の悪徳商法を繰り広げている。その結果、治療を拒否された人々が何万人も亡くなっている。

病院や歯科医院、診療所はいつ再開されるのだろうか？　再開されなければ、みんなコロナウイルス以外の原因で死んでしまう。紐《ひも》とドアノブを使って自分の歯を抜いている人たちもいる。グレープフルーツスプーンとパン切りナイフで自分の盲腸を切除した人がいると聞いても、もはや驚かないだろう。1000年ほど前にパリ市民が「オテルデュー」に神経質になったように（訳注：オテルデューは貧しい人々のために建てられた無料で医療が受けられる病院。この施設が建てられた頃はペストが流行していた）、今では人々が病院に行くことに神経質になっている。

問題は、政治家がソーシャルディスタンスを解除するつもりがなく、ロックダウンを脅威として維持しようとすることだ。彼らにとっては良い方策だ。私たちがそれに慣れきってしまうと、第二波の警告が出されるだろう。ウイルスは永遠に続くと警告している。そしてワクチンができるまで安全ではないと言いながらも、何年もワクチンができないかもしれないと認めている。

これだけは忘れないでほしい。インフルエンザは1シーズンで65万人を死に至らしめること。政府でさえも、自らの「救済策」がコロナウイルスよりも多くの人を殺すことになると認めているのだ。

解決策は1つしかない。世界中の専門家が、政治家とおかしな政策に立ち向かう勇気を持つことだ。医師や看護師は、勇気を出して立ち上がり、コロナウイルスの危機は大げさに語られすぎであり、病院や診療所を開いても安全だと発表すべきだ。そしてクリスマス前に死んでしまうような患者への対応を始めなければならない。

これをしないならば、医療従事者は、1年後、2年後には、自分の手を血で汚し、さらに難しい問題に直面するだろう。少しでも患者や自分の責任を考えるならば、責任ある医師や看護師は今すぐにでも実行するときだ。歯科医は治療を再開すべきだ。教師は、子供たちが再び教育を受けられるように学校を開放すべきだ。愚かなルールはいらない。くだらないチョークのマス目もいらない。フェイスシールドもいらない。

歴史上最大の集団的な臆病行為に加担している、あらゆる司教と聖職者は、すべての礼拝所を開放すべきである。正直なところ、このような理不尽な行為の後では、彼らに信徒を持つ資格はないと思うが。誰もが自分が思っている以上の力を持っている。医師、看護師、教師、歯科医師などが辞めると脅せば、政治家は身を引かざるをえないだろう（簡単なことではないが、ときにはそうしなければならないこともある。ちなみに、私は自らの主義主張のために総合診療医を辞めた。さらに、コラムニストの仕事も辞めた）。

インフルエンザと変わりないこのウイルスへの対処は、私たちの優先順位を歪めている。修復不可能になる前に、歪みを止めなければならない。しかし、「命がかかっているのだから、ロックダウンとソーシャルディスタンスをやめることは、リスクが大きすぎる」と間違いなく反対されるだろう。大抵、このようなことを言う人は、事実を理解しておらず、的外れだ。ロックダウンを解除せず、ソーシャルディスタンスは意味があると言い続けるほうがはるかにリスクが高く、コロナウイルスよりもはるかに多くの死者を出すことは間違いない。

健康が最優先であることにはまったく同意だ。しかし、なぜコロナウイルスで死ぬ人たちのほうが、がんや心臓病で死ぬ人たちよりも重要なのだろうか？

理性的で建設的な思考やキャンペーン活動よりも、罵倒や脅迫のほうをお好みの不親切な人々は、権力や支配にどれだけ操られているかを、いつの日か理解するだろう。

www.vernoncoleman.com の記事をできるだけ多くの人と共有してほしい。そうすれば、この邪悪で意味のない危険を止めることができるのだから。

2020年5月19日

# Chapter 13 メンタルヘルスの問題が急増している

世界で行われている不条理かつ不必要なロックダウンとソーシャルディスタンス政策から生じるメンタルヘルスの問題が、前例のないものになるだろうということは、2か月以上前から予測されている。不安と憂鬱という双子の真のパンデミックが起こるだろう。精神衛生上の問題は、政府の意図的な政策のために大幅に増加するだろう。

最初から明らかではあったが、医療関係者は大規模な患者のニーズに対応することができていない。医師は必然的に、精神安定剤、鎮静剤、催眠剤、抗うつ剤などの薬を処方せざるをえない。これらの薬は、患者に何の効果もないだけではなく、依存症や自殺のリスクといった危険な副作用を大幅に増加させる。

ここからはさらに悪いことが起こる。私は、ストレスが人間に与える影響を50年近く研究してきた。1978年に出版した著書『ストレス・コントロール（Stress Control）』は、ストレスが心身の健康に影響を与えるという概念を初めて紹介した一般向け書籍だ。当時、ストレスが健康に何らかの影響があると考えることは異端であり、論争の的となっていた。ある医学教授は、ストレスが血圧に影響を与えるかもしれないという記述に対し、私を医師登録から抹消するよう求めた。

このでっち上げられた偽りの危機の日々が数週間過ぎた後、私は、今起こっていることは、判断ミスや不幸、無能が組み合わさって起こった結果ではなく、操作と抑圧の結果に違いないと確信するようになった。軽い気持ちでこのような結論に達したわけではない。物事がうまくいかないときは、上層部の陰謀が理由というよりも、無能の結果であることのほうが多いからだ。しかし、陰謀を裏付ける証拠は、今や動かすことができない。コロナウイルスが新しい病気でないことは、最初から明らかだった。3月には、イギリスの公衆衛生機関が、このウイルスは「重大な影響を及ぼす感染症」ではないと結論づけている。

しかし、その数日後、英国政府は、英国議会始まって以来のもっとも専制的な法案である358ページに及ぶ緊急法案を提出したのである。マグナ・カルタ以前の時代に逆戻りだ。ジョン王（訳注：失政により国民や貴族の怒りを招き、王権を制限するマグナ・カルタへの合意を余儀なくされた）も、さぞジョンソン首相の冷酷で不必要な権力掌握を誇りに思っていただろう。残念ながら、もうリチャード王は現れない。黒死病のときでさえ、人々からこれほど力を奪ったことはない。私たちの公民権は消えてしまい、戻ってくる気配すらない。今や世界中の人々が警察国家に生きていると言っても過言ではない。

私がこれまでに書いてきたことは、すべて正しいと証明されてきた。専門家たちは、3月にもっと多くの検査を行うべきだったこと、そしてファーガソン教授（政策をアドバイスした数学者）が誤ってリスクを誇張していたことを認めている。ファーガソンの数理モデルがひどいものだと気づいているのは、決して私だけではない。ファーガソンの予測は、金魚鉢をひっくり返して占う占い師くらいの信憑性《しんぴょうせい》だ。

ファーガソンは当初、50万人の英国人がコロナウイルスで死亡すると主張した。その推定値が信用されず、モデル化にも疑問が持たれているにもかかわらず、いまだに引用されている。

また、世界中で30万人が死亡したと言われ大騒ぎになっている。多くの医師がこの数字を信じているかどうかは疑問だが、これが大げさな数字であることは間違いない。もちろん、ひとりひとりの死は悲劇であるが、この数字は、65万人という1シーズンのインフルエンザの死亡者数と照らし合わせる必要がある。

マラリアは、さりげなく、眉一つ動かすことなく、1年で60万人以上を殺す。最近では結核で1年間に150万もの人が亡くなった。でも、公園のベンチにテープは張られていなかった。英国政府の検査数はひどいもので、リトアニア、ルクセンブルク、キプロスを大きく下回り、世界で41位だ。一部の研究では、人口の大部分がすでにウイルスに感染しており、免疫を持っていることが示唆されている。この失敗の責任者である大臣は、他の仕事を探すべきだ。

また、ロックダウンは感染を防ぐためには不必要どころか、逆効果であり、ウイルスそのものよりもはるかに多くの死と混乱を引き起こすという私の主張が、医学的にも広く支持されるようになっている。拙著『黙示録の到来』では、私たちが直面している未来について述べたが、日を追うごとに、私が立てた予測がすべて現実のものとなってきている。

しかし悲しいことに、このような意見はマスメディアでは抑制されたり、笑われたりするだけだ。ユーチューブは私の3つの動画を削除したが、私が見る限り、ガイドラインには何も違反していない。

これらのことから、私は2つの結論を得ることができた。1つ目は、政治家や政府の科学者、医療アドバイザーはみな愚かで、私は優秀だということ。2つ目は、権力を手に入れ、私たちの権利や自由を奪うために、コロナウイルスの危険性を誇張する陰謀があったということ。これ以外の説明はない。

さて、最初の結論を受け入れてほしいのはやまやまだが、私は年齢も年齢だし、現実的ではないと知っている。2つ目の結論のほうがはるかに受け入れてもらえる可能性がある。陰謀があることを認めれば、すべては白紙に戻り、起こっていることすべてを再検討しなければならない。

ここで、メンタルヘルスに話を戻すと、不安と憂鬱という双子のパンデミックは、インフルエンザよりも明らかに被害が少ないウイルスそのものよりも、はるかに大きな被害をもたらすことになる。そして、政府が、より多くの不安を生み出し、うつ病を悪化させるために、あらゆることをしてきたこともすぐに明らかになった。

英国政府が行ってきたことは、すべて孤独と恐怖感を生み出すように意図されている。ロックダウンや馬鹿げたソーシャルディスタンスの政策は決して必要なものではないが、今では永遠に私たちの生活の一部となることが運命づけられている。

2回目のロックダウンという脅威は、ダモクレスの剣のように頭上にぶらさがっている。そして、ウイルスが再び出現した場合に備えて、ソーシャルディスタンスをいつまでも維持しろと言われ続ける。5月20日にイギリスでロックダウンのルールが少し緩和されたとき、大臣は世界に向けて、このように言った。「息子が年老いた両親に会う場合、父親には午前中に、母親には午後に、といったように別々に会うのはいいが、一緒に会うことはできない。人に会うのは戸外で、6フィート（約1・8メートル）離れていなければならない」。もしもペストが大流行したら、彼は何をアドバイスするのだろうか？

ところで、なぜ6フィート離れていなければならないのだろうか。国によっては3フィートのところもある。もしソーシャルディスタンスが科学的な根拠に基づいているのであれば、最低でも24フィート離れていなければならない。

こうやって、恐怖が続き、ネジでしっかりと固定される。すでに何百万もの人々が恐怖のあまり、家から出ることもままならない。引きこもりによる新しいパターンのストレスが生じている。

病院、開業医院、歯科医院の閉鎖が、さらに拍車をかける。すでに病気にかかっている人は、治療を待つ間も苦しい思いをしている。また、病気ではない人も、いざというときに助けてもらえないのではないかと怯えている。世界中で２８００万件もの手術がキャンセルまたは延期されており、この混乱が続けば、さらに２４０万件のキャンセルが毎週発生すると言われている。

イギリスでは、莫大な予算を投じて新しい巨大な病院を10か所建設したが、実際に使用されたのは2か所だけだった。ＮＨＳには10万床の急性期医療用ベッドの用意があるが、そのうち約４万床が空き床となっている。救急外来を訪れる人の数は半分以下に減少しているが、これは医療行為が必要なときでさえ、人々が家を出るのを恐れている結果だ。

ソーシャルディスタンス政策の影響は、開いている店が少ないことからもわかるだろう。多くの人が恐怖に怯え、口を覆って顔を背けながらあとずさりしている。私たちは、隣人を「死の天使」と思うように吹き込まれている。楽しむことが過去の思い出になるような世界にいる。

そういえば、どこかでコロナウイルスの「危機」によって、人々はお互いに優しくなるだろうという記述を目にした。こんな馬鹿げた話はそうない。この偽りの「危機」は、疑い、恐れ、不信感、恨み、医療不安をますます増大させることになるだけだ。

私は以前、小学生や10代、20代の若者たちがもっとも苦しむことになると指摘した。学校や大学が残酷なソーシャルディスタンスを強いることで、深刻な心の病に悩まされる若い世代が増えることは間違いない。我々は、怯えた孤独な人々を増やしているのだ。多くの人が深刻な精神疾患に陥り、危険な状況でひきこもり、不安定な状態になるだろう。

その間も、世界中の政治家や専門家たちは、リスクを誇張したり、約束を破ったり、矛盾した発言を繰り返して混乱を招いたりして、これまで以上の恐怖心を煽っている。イギリスでは、ある大臣が「両親に会いたいなら、午前中に父親に、午後に母親に会うべきだ」というとんでもない提案をした。しかも、人に会うのは戸外で、6フィート離れていなければならないと。

また、夏季休暇はなく（お行儀よくしていれば、秋には振替の休みがもらえるかもしれないが）、スポーツ大会もテレビ以外では行われない。そのため、私たちは人生を輝かせる楽しみなイベントを見るチャンスを失ってしまった。ディナーも、お祝いも、ビッグマッチも、旅行もない。たとえ、ホテルやレストラン、パブがソーシャルディスタンスを守ったとしても、そんな場所を訪れるのは歯の根管治療のように苦痛だ。

万が一、将来への一筋の光が見えたとしても、大規模な増税、崩壊した年金、何十年にもわたる生活苦と失業がちらつく。たとえウイルスが消えても、再発したり変異したりするかもしれない。「第二波」という脅迫的で恐ろしい言葉も飛び交っている。しかも非常に奇妙なことに、私たちはこの病気に何度もかかる可能性があるため、安全ではないと警告されている（しかし不思議なことに、魔法のワクチンが用意されていて、それで防げるようだ。通常は何年もかけて作られるワクチンが、なぜか数か月で手に入るようになると言われている）。

では、なぜこのようなことになったのか？　政治家は見かけほど無能であるはずはないので、何か理由があるはずだ。それが「権力」である。私たちは警察国家に住んでいて、自分たちの人生をコントロールすることはできない。

権力はお金をもたらす。人口抑制、石油供給の維持、現金から規制可能なクレジットカードへの移行、高齢者を悪者にして疎外すること……「隠されたアジェンダ」はこのようなメニューで繰り広げられている。

2020年5月21日

Chapter 14

# 生き残れる唯一の店は……

先日、アントワネットと買い物に行った。買い物に行ったというと、ちょっと大げさかもしれないが、ガーデンセンター、スーパー、雑貨店、薬局、八百屋を回った。だが、他はどこも開いていなかった。それにあまり楽しいものではなかった。私たちは何人もの店員に怒鳴られたのだ（しかも何度も）。

「そっちに行くな！」

「他の客が出るまで入るな！」

「後ろに下がれ！」

「矢印に従え！」

「現金は使えない！」

惨めな経験だ。今後は、できる限りオンラインで買い物をすることにする。そのほうが早いし、傷つくこともない。しかも安い。

政府の連日の脅しに店員が怯えていることは承知している。それには同情する。しかし、客を怒鳴りつけたり、囚人のように扱ったりしておきながら、客が戻ってくるなどと思ってはいけない。
捏造《ねつぞう》されたコロナウイルスの「危機」を乗り越えることができるのは、短期的には買い物をスペシャルで楽しいものにしてくれる店だけではないかと思う。中長期的には、お店や買い物客は、このままでは社会を破壊してしまうソーシャルディスタンスを放棄するよう、政府に働きかける必要がある。

コロナウイルスよりも多くの人を殺すインフルエンザに対しては、ソーシャルディスタンスが命じられない。また、コロナウイルスよりもはるかに多くの人を殺す結核などの致死疾患から私たちを守るソーシャルディスタンスもない。
今の状況では、数か月以内にアマゾンＣＥＯのベゾス氏が世界を支配することになるだろう。

２０２０年5月23日

# Chapter 15

# 通りすがりの観察（2020年5月23日）

私は何年か前から、「通りすがりの観察（Passing Observations）」というシリーズをウェブサイトに掲載している。このシリーズでは、長い記事ではなく、ちょっとした価値がありそうな情報を紹介している。

先日、バーテンダーがマスクをしている写真を見た。しかし、そのマスクは彼の鼻を覆っていなかった。一方の開口部をカバーしてもう一方の開口部をカバーしないのは、まったく無意味だし、着用者に誤った安心感を与えるという点で、むしろ害があると言える。ちなみに、ヌーディストキャンプやヌーディストビーチにいる人たちは、マスクや手袋をつけるのだろうか。

政府は人々をすっかり恐怖に陥れてしまったので、外出することや、ニューノーマルの生活に戻ることを説得するには、かなりの労力が必要だろう。しかし、政府は本当に人々が家を出ることを望んでいるのだろうか？　議論の余地がある。

イギリスは、ヨーロッパでもっとも人口密度の高い国である。内務省が常に過小評価している大量の移民が、不条理で煩わしいＥＵ法の結果、町や都市で大規模な過密状態を引き起こしている。過密状態は、感染症はもちろんのこと、さまざまな身体的・精神的障害を引き起こす要因となっている。

ロックダウンに関する英国法を無視することで、スコットランドとウェールズの「おもちゃの議会」の指導者たちは、ブリュッセルの官僚たちを喜ばすことはできたかもしれないが、それは混乱と困惑を引き起こすことになった。英国人が国境を通過することを拒否するのは、あからさまな人種差別であり、コロナウイルスの「危機」が去った後も、このことは語り継がれることだろう。

いつも読んでいただいている方はご存じだろうが、私はＢＢＣが裏切り組織だと思っている。この深刻な状況にもかかわらず、ＢＢＣはいまだに、ＴＶライセンス料未払い者に脅迫状をあさましくも送りつけている。たとえそのライセンスを必要としていなくても、ライセンス料を払っていない人は犯罪者と同じだというのが、ＢＢＣの考えのようだ。

たとえ市民がライセンスはいらないと言っても、ＢＢＣの「ゲシュタポ」は、テレビを見ていないかどうか確認しに来ると脅すだろう。私はＢＢＣからの脅迫状を無視しているが、それは返信する必要がないからだ。もしＢＢＣがチンピラをよこしてきても、玄関を開ける気はない。BBCはEUから十分なお金をもらっているのに、私たちの取り分は一切ない。

「なぜユーチューブは私の動画を削除したのか？」と題した私の動画がユーチューブから削除された後、私はこのビデオがユーチューブのガイドラインに違反していないと抗議した。その後、ユーチューブは動画を復活させた。しかし、ユーチューブは私の2本の動画を削除したままだ。ユーチューブのどのルールにも違反していないように見えるのだが、なぜだろう。

全国教育連合（ネーミングを変えたほうがいい団体の1つを挙げるとすれば、この組織だ）は、学校の再開に反対しており、インターネットを使った小学校のリモート授業にも反対している。この組織は、学校再開を「熱望する」学校をどうやって訴えればいいか、教師にアドバイスをしている。私はこの組織、役員、メンバーを心から軽蔑する。

田舎や海辺に暮らす人々は、街に住む人たちが1日だけそこを訪れてもよいとされていることに不満を抱いている。駐車場や公衆トイレを閉鎖するなどして、街を歩いたり、浜辺に座ったりできないようにしてほしいというのだ。警察は、素敵な観光地に駐車している車を取り締まるのに忙しい。「この6週間、観光客がひとりもいないのは素晴らしいことだ」と、苦痛を抱えた地元民は語る。しかし、アントワネットと私は、観光客が景色を見にやってくるということは、その地域に住む人々が、美しい場所に住む幸運のために払う税金のようなものであることをよく理解している。渋滞や駐車違反の車には悩まされるだろうが、それは生活費のようなものだ。彼らは、これから出かけようとしていた人たちの恨みも買っただろうし、たとえその観光地が再開されても、多くの人たちは自分がどんな扱いを受けたかをきっと忘れないだろう。田舎町や海辺の町のほとんどは観光客に頼っている。今後、彼らは別の方法で生計を立てなければならないだろう。幸運を祈る。

タイムズ紙の試算によると、人々が医療を受けられないことで、すでにコロナウイルスによる死者数と同数の人々が亡くなっているという。後者の死亡率はほぼ確実に下がるだろう。前者の死亡率は確実に上昇するだろう。

私の名前が載っている記事や動画は、たった2人で研究、執筆、制作を行っている。仕事の半分は妻のアントワネットが担当している。彼女は研究と編集作業に加えて、電気を必要とするすべての作業を担当している。資料の多くは、私が大きなメモ用紙に手書きしている。それを出版するためのハードやソフトとの格闘はアントワネットが担当している。

エスタブリッシュメントに盾突くのは簡単なことではなく、リスクのないビジネスではないことも伝えておきたい。ブーツを履いた男たちがドアを蹴破りに来るのではないか、召喚状がポストに投函されるのではないかと不安になることもある。アントワネットも同じだ。ジンジャー・ロジャースはかつて、「私たちを魅了したフレッド・アステアのダンスステップをすべてこなさなければならない、しかもハイヒールを履いて後ろ向きにこなさなければならない」と言っていた（訳注：ジンジャー・ロジャースはアメリカ出身の女優・ダンサー。フレッド・アステアとコンビを組んだミュージカル映画で知られている）。アントワネットは、がんの治療で痛みが残っているため、常に痛みを感じながらこれらのことをこなさなければならない。イギリスの病院がコロナウイルスの患者でない限り、診療をしてくれないからだ。私は今、ＮＨＳをあまり好きになれないので、毎週木曜日の「拍手運動」（訳注：英国で毎週木曜の夜に行われていたＮＨＳ従事者に拍手で敬意を送る運動）には参加していない。

２０２０年５月23日

# Chapter 16

# ソーシャルディスタンスには科学的根拠がない

ソーシャルディスタンスは、くしゃみや咳をする人々からの感染を防ぐという考えに基づいている。現在、この狂った国を運営している頭のおかしい役人たちは、私たちが永遠にソーシャルディスタンスを維持しなければならないと言っている。「永遠に」「本当に」。それが彼らの言い分だ。しかし、そこには科学的根拠がない。

ある国では、人々は3フィート（約1メートル）以上離れていなければならない。ある国では、4・5フィート以上離れていなければならない。イギリスでは、大人も子供も6フィート以上離れていなければならない。最近のイギリスのルールでは、2人の人間が1人の人間に会うことはできるが、1人の人間が2人の人間に会うことはできないとされている。

私はそのことについてよく考えてみた。まだ頭がおかしくなったはずはないのだが、頭の中が混乱している。

「2人の人間が1人の人間に会うことはできるが、1人の人間が2人の人間に会うことはできない？」

それが法律だ。これまで聞いてきたアドバイスの中で、もっとも愚かなアドバイスである。だが、もしこの法律を破ったら、罰金が科せられる。いくらかはわからない。この法律がどのように機能するのかを考えるのに手一杯で、罰金がいくらなのか気にしていられない。

国によってルールに統一性がないのは、それが良いアイデアだと思っている人がそれぞれルールを作っているからだ。私たちの生活は、どこかの誰かが良いと思ったルールによって規制され、壊されている。家に閉じこもるよう強要するのも、ただ誰かが作ったアイデアだ。そのルールを考え出し、それに従えと迫る当局こそが、ルールを大して気にしていないのは明らかだだが。

ルールを無視して捕まった年配の著名人の数は数えきれないほどだ。もちろん、彼らには正当な言い分がある。もっと言うと、私たちには皆、規則を無視するだけの言い分がある。日光浴をしている人や公園のベンチに座っている人を捕まえに行くとき、警察はソーシャルディスタンスのルールをあまり気にしていないように見えるが、そう感じるのは私だけだろうか？　ロックダウンの反対デモに出向くとき、警察はソーシャルディスタンスを完全に無視していないだろうか？　彼らは近くに立ち、デモ参加者に手を出しているではないか。

警察が逮捕を行うときには、明らかにソーシャルディスタンスを無視している。では、なぜ警察は自らを逮捕しないのだろうか？　でなければ、デモ参加者がルールを破った警察を逮捕したっていいだろう。

社会的、経済的に大きな影響があることはさておき、ソーシャルディスタンスのルールには1つ大きな問題がある。くしゃみの飛沫《ひまつ》が3フィートや4・5フィート、いや6フィート以上は飛ぶことだ。咳も同じである。咳は18フィートの範囲で飛沫を飛ばす。くしゃみの飛沫は24フィートの距離を移動する。

このように、ソーシャルディスタンスのルールは、恣意的でまったく無意味なものなのだ。もし、効果的な距離の取り方をするのであれば、全員が少なくとも24フィート、できれば30フィート離れていなければならない。そうなると世界は立ち行かなくなり、全員が破産し、誰も食べ物を買うことができなくなり、みんなが餓死してしまう。バスや鉄道では、お互い30フィート離れていなければならない場合、何人乗れるのか？　もしバスに運転手がいたら、乗客はその後ろを走らなければならない。

だから、このような低い数字を設定したのだ。だが、この数字でさえも、人の命を奪い、企業や世界を良いものにするすべてを破壊することになる。

ソーシャルディスタンスを取ることで、友人同士で大声を出したり、おばあちゃんが孫を抱きしめたりすることができなくなる。ソーシャルディスタンスは人々を恐怖に陥れる。さらには、不信感、疑念、そして憎しみも招く。誰かが近づいてくるのを見ると、片側に寄って避けなければいけない。

会議やデモも妨げられる。ソーシャルディスタンスの影響を受けないようにビジネスを続行するのは難しい。レストランでは、テーブルの4分の3を空けて、利益を出せと言われている。6フィート離れたところから料理を提供できるウェイターはいるだろうか？そんなことになれば、一皿のトマトスープが200ポンドもするようになるだろう。

飛行機では座席の3分の1を空けろと言われているが、航空会社の上層部は、そんなことをしたら飛行機を飛ばすこともできないと憤慨している。美容師は2ヤードの長さのハサミを購入だ。スポーツアリーナでは、6フィートのスペースがないと観客は座れない。映画館や劇場では、客席のほとんどを閉鎖しなければならない。業務用キッチンでは、せいぜい1人のシェフしか立てない。大きな白い帽子をかぶったシェフに、「洗い物はまかせた」と誰が言うのだろうか？

ホテルは、ソーシャルディスタンスを取ることで破産に向かう。朝食後、自分の部屋に戻るところを想像してみてほしい。

「申し訳ございません、お客様。エレベーターは1時間待ちです。1台のリフトには2人までしか乗れません。エレベーターにお乗りの際は、お二人とも壁を向いてください」

こんなわけで、ソーシャルディスタンスのルールを作ったリーダーたちは、弱っているようだ。賢明な解決策は、リーダーと呼ばれる人たちにソーシャルディスタンスの法律のことを忘れさせてあげることだ。

私たちがリーダーたちの嘘を信じず、何が起きているのかを知ったとき、そして権力を握るために緊急法案で私たちの生活を支配しようとしていることを知ってしまったとき、ようやく彼らは手を引くだろう。彼らは権力の座に留まりたいのだから、もし私たちが長く、大きく、強く叫べば、きっと耳を傾けてくれるだろう。

そして、昔ながらの素敵なマナーを推奨するのだ。くしゃみや咳をしたときには口や鼻を覆うこと。そうすれば、あらゆる病気を防ぐことができる。この簡単なことを実行すれば、私たちは普通の生活に戻ることができる。大声を出しさえしなければ、外食したり、スポーツの生中継を見たり、人と話すことができる。

もし行動をコントロールするために法律が必要なのであれば、くしゃみをしたときに口と鼻を塞《ふさ》がなければ罰せられるという法律がいい。法律を破った場合には罰を与えなければならない。数百年前にイギリスで流行していた「さらし台」を復活させよう。口と鼻を塞がない人は、24時間さらし台にくくりつけ、私たちは腐った果物や野菜を投げつけるのだ。

地方自治体は、きちんとした手洗い設備のある公衆トイレをもっと設置するように。ここ数週間で行われたもっとも非常識な行為の1つは、公衆トイレを閉鎖したことだ。これを決定した者も牢屋《ろうや》に入れられるべきだ。

2020年5月24日

Chapter 17

# あなたは洗脳されている（その方法を教えよう）

コロナウイルスの「危機」に際して、政府はさまざまなジョージ・オーウェル的なマインドコントロールの手法を用いてきた。スローガン、拍手、シンボルなど、すべては私たちをコントロールするためだけに注意深く用いられてきたものだ。

元ＮＨＳの医師であり、『実践的ヒプノセラピー（Practical Hypnotherapy）』の著者である著名な催眠療法士、コリン・バロン博士は、私たちの心がどのようにして乗っ取られ、どのようにして嘘を信じるように操られているかを指摘してくれている。我々は大いに感謝すべきだろう。

選挙で選ばれた政治家たちは、専門の行動科学者の助けを借りて、何百万もの人々がコロナウイルスのプロパガンダを受け入れるように洗脳してきた。心というのは素晴らしいものである。ときに予測できない方法で反応する。たとえば、「ボリス・ジョンソンは宇宙人だ」という見出しを目にしたら、ほとんどの人はそれを否定するだろう。しかし、

「ボリス・ジョンソンは宇宙人か？」という見出しであれば、読者が「イギリスの首相は別の惑星から来たのではないか」と疑う可能性が高くなる。さらに、「ボリス・ジョンソンは宇宙人ではない」という見出しになると、さらに疑念が深まるという調査結果もある。人の心を操作して騙すのは、プロの仕事だ。

　皆さんは洗脳されてきたが、その洗脳は非常に巧妙なものだった。私たちは皆、静かに催眠術をかけられ、世界中の政府が生み出した新しい集団ヒステリーを受け入れるように洗脳されてきた。多くの人がこのロックダウンを楽しんでおり、終わらせたくないとまで思っている。自分の人生に対する責任から逃げることができるからだ。

「巧妙で絶え間ないプロパガンダによって、人々は楽園を地獄と見なし、逆にもっとも悲惨な人生を楽園と見なすこともできる」。これは誰の言葉かご存じだろうか？　大衆の操作とサブリミナルテクニックに長《た》けたアドルフ・ヒトラーだ。「大衆が思考しないことは政府にとって幸運である」と言ったのもヒトラーである。ナチスは人の心をコントロールする天才だった。

　ナチ党政権下で宣伝大臣であったゲッベルスは、「嘘も何度も繰り返せば、人々はそれを信じるようになる」と言っている。また、国民をコントロールしたいとき、反対勢力に対処しなければならないときは、自分自身の罪や策略について相手側を責めるべきだと指摘している。

だから、どこの国の政府も、真実を叫ぶ人々に対し「フェイクニュースを流している」と非難しているのだ。党の方針に従わない人は、危険な陰謀論者として排除される（大きな陰謀はすべて政府からもたらされているのだが）。世界の国々は、国民に必要な行動を取らせるためのスローガンを掲げている。中国では、「親を愛しているならば、親を外に出すな」というスローガンがあった。台湾のスローガンは、「人に会うことは、人を殺すこと」だ。

イギリスで大々的に宣伝されているスローガンは、一見すると無害なもののように思えるし、私たちは皆、それらを受け入れている。ただし、「みんな一緒にがんばろう」のようなものは、かなり無害に見えるが、首相の顧問以外は、皆、すでにがんばっているんだということは付け加えてもいいだろう。

いたるところで宣伝された最初の3つのフレーズは次のとおりだ。

距離を保とう（Keep your distance）

手を洗おう（Wash your hands）

他人のことを考えよう（Think of others）

最近では、新しいフレーズもレパートリーに加わった。

家にいよう（Stay home）
命を守ろう（Save lives）
ＮＨＳを守ろう（Protect the NHS）

これらのフレーズに使われているリズムやパターンは、偶然のものではない。各フレーズには３つの単語があり、フレーズは３つで構成されている。これは偶然ではない。３つの単語を使ったフレーズを３つにまとめたグループに分けて提示するのは、心理的な条件付けで「３の法則」と呼ばれる手法なのだ。だから私たちは３つのフレーズを浴びせられている。私たちは訓練され、同時に洗脳されている。これが行動心理学だ。

あるヒプノセラピストは、同じフレーズを何度も繰り返すと、その言葉や考えが潜在意識に植え付けられ、行動の動機となると指摘している。そして、政府はスローガンを繰り返し、それが信念となっていく。これは「自己暗示」と呼ばれるもので、「毎日、私はどんどん良くなっている」というような内容だ。

ヒトラーは、嘘を何度も繰り返せば、やがて多くの人が真実と間違えるようになると信じていた。「大衆は小さな嘘よりも大きな嘘の犠牲になりやすい」とヒトラーは述べている。「大衆の頭の中には巨大な嘘を作り出そうという考えはそもそもないため、他者の中に真実をこんなにもひどく歪めようとする不謹慎さがあるとはおよそ信じられないのだ」

ヒトラーはこのようなテクニックを使ってドイツ国民をコントロールし、操り、自分がやらせたいと思っている悪事を受け入れるように導いた。架空の言語「ニュースピーク」を考案したジョージ・オーウェルも、3語のフレーズの重要性を理解していた。1948年に書かれた未来小説『1984』の中で、オーウェルは「戦争は平和、自由は隷従、無知は力」というスローガンを考案している。

「未来を見たいなら、人間の顔を永遠に踏みつけてくるブーツを想像してみろ」とオーウェルは書いている。権力は手段ではなく、目的なのだと。

2020年2月以降に起きているすべてのことは、洗脳プロセスの一部である。私たちに与えられた指示は、命令に近いということがおわかりだろう。タンポポのように突然現れた看板には、「ここに立ってください」ではなく「ここに立て」と書かれている。なぜ「please」を付けないのか？　囚人に「please」など言う必要ないとでもいうのか？

そして、介護者や医療スタッフに対する拍手も奨励されている。拍手は、おそらく善意から無邪気に始まったものだろうが、これはパラドックス——現実的には医療が存在しないこと、インフルエンザ程度のウイルスに罹患《りかん》していると思われる、あるいは罹患する可能性のある）少数の患者をケアするために、医療サービスをあきらめた政治家や官僚たちに裏切られたという事実から来る、静かで執拗《しつよう》な恐怖感——を覆い隠してもいるのだ。

著名な催眠療法家である精神科医のミルトン・エリクソン博士は、患者に家に帰って屋根裏部屋の掃除をしたり、持っている本を数えたりするような、簡単な作業を与えていた。これらはすべて、マインドコントロールの一環として行われていたそうだ。木曜日の午後8時に玄関先に立って拍手をしなさいというのは、集団催眠となる単純で反復的な作業だ。最初は無邪気に始まったかもしれないが、私たちの生活に影響を及ぼす政治家たちによって、熱狂的にもてはやされた。

人を説得して自分のしたいように動かすことは、催眠療法の一部だ。人々に拍手をさせることは、コロナウイルスの危険性と医療従事者の勇気を人々に信じてもらうためにも重要である。こうして、がんやその他の疾患の患者のための病床がないという事実を、簡単に受け入れさせた。急にあちこちに現れ始めた虹のシンボルも、洗脳の一環である。何千もの人々が洗脳され、シンボルやスローガンの宣伝に進んで参加している。誰に会えて、誰に会えないかという混乱したルールもプログラムの一部だ。あるイギリスの大臣は最近、2人の人間が1人の人間に会うことはできるが、1人の人間が2人の人間に会うことはできないと言った。明らかに矛盾したナンセンスな話だ。

混乱させ、困惑させ、怖がらせれば、人々は落ち着かなくなり、不安で従順になる。それが、この数週間続いている。これらのことを念頭に置いて、私はスローガンを作成した。もちろん、3つの単語と3つのフレーズで。

政府を信じるな（Distrust the government）
マスメディアを信じるな（Avoid mass media）
嘘と戦おう（Fight the lies）

私のスローガンは、洗脳の条件にぴったり当てはまる。シンプルで、効果的で、率直だ。

さあ、ご一緒に！

政府を信じるな
マスメディアを信じるな

## 嘘と戦おう

2020年5月26日

# Chapter 18

# 裏切られた患者たち

世界中の人々が政治家に裏切られていることは間違いない。政治家が意図的にやったと思うか、無能だったせいと思うかは別にして、インフルエンザよりもはるかに死者が少なかった健康被害を、現代世界が経験したことのない最大の健康、経済、社会的危機に変えてしまったことは間違いない。

しかし、驚くことではない。政治家というのは私たちを失望させるものだ。彼らは利己的であり、常に有権者を裏切る。それが唯一の得意分野であり、世の中には、政治家ほど腐敗した卑劣な人間はいない。

だが私は、私たちを守ってくれると思っていた人々、すなわち、医療職、看護職、歯科職の3つの職業のリーダーたちが、私たちを裏切ったことに驚き、大きな悲しみを覚える。つまり私が非難しているのは、医学界のリーダーたちだ。彼らはコロナウイルスに感染していない人を見捨てているように見える。

世界的に見ても一貫性がない。ある地域では、病院が完全に閉鎖されているが、別の地域では病院は営業しており、正常に機能している。ある国では、コロナウイルスに感染していない、あるいは感染している可能性がない患者は、完全に無視され、無関係で治療はいらないと拒絶されている。病院や医療センターが閉鎖され、患者の治療を拒否する背景には、科学も論理もない。

ロックダウンやソーシャルディスタンスのルールが、意味もなく課せられている。今ではかなり広く知られていることだが、ウイルスで死亡した人や病気になった患者のほとんどは、肥満か糖尿病、あるいはその両方を患っており、ほとんどが3つ以上の慢性疾患を抱えていた。イギリスの首相は、おそらくその体重のせいで、コロナウイルスでひどい目にあったのであろう。

ではなぜ政府は、もっともリスクが高いと思われる患者を優先的に保護しなかったのだろうか。3月初旬に述べたように、健康な70歳以上の人たちを最初に自宅軟禁するのはナンセンスだ。がんや心臓病など、危険だが治療可能な病気の患者に対する現在のケアは、医療を中世に引き戻すような異様なスキャンダルと言える。患者、医師、看護師は皆、専門家のリーダーや政府、政府顧問に裏切られている。メンタルヘルスの問題も深刻化している。カリフォルニア州のある病院では、たった4週間で1年分の自殺未遂が発生した。

歯科も同じだ。ある国では、普通に歯の治療を受けられる。たとえば、アイルランドやドイツでは、少なくとも一部の歯科医は診療を行っている。アメリカでは、何が許され、何が許されないのか、混乱している。イギリスでは、ほとんどの歯科医がマスクや手袋を用意していると言っているにもかかわらず、歯科治療はほとんど行われていない。多くの歯科医、特に個人開業医は診療に戻ることを切望している。政府の仕事をしている歯科医はまだ給料をもらっているかもしれないが、個人開業医はおそらく何ももらっていないし、保険もあてにならないだろう。多くの歯科医は破産すると恐れており、診察を再開するために必死になっている。

イギリスだと、歯科医師が仕事をしないよう命令する権限は、歯科医師会にないようだ。一般歯科評議会（General Dental Council）は、歯科医院を強制的に閉鎖させることはできないとしており、ケア・クオリティ委員会（Care Quality Commission）も歯科医院が患者の診察を拒否するよう強制することはできないとしている。しかし、それでも歯科医院が閉鎖されているのは、政府のロックダウンやソーシャルディスタンスの規則、そして、それにともなう法的な事柄を心配しているからだろう。

一部の地域では、ちらほら緊急処置が行われていると言われているが、私が見たところでは、歯を残すことはおろか、歯を抜くことしか行われていないようだ。このような状況がいつまでも続いている。

6フィート離れたところから、どうやって治療するのか？　また、歯科医師や歯科助手はマスクを着用することができるが、患者が治療中にマスクを着用するのは少し難しい。

一方、何百万人もの患者が、必要な歯の治療を受けられないでいる。多くの人が苦しんでおり、治療を切望している。何百例もの口腔《こうくう》がんが見逃される。口の中を健康に保つために定期的な治療が必要な歯周病の患者は、失う必要のない歯を失うことになる。他に類を見ない悲劇であり、スキャンダルだ。だが、医療界や歯科界のリーダーたちは、このようなひどい状態にピリオドを打つためにほとんど何もしていない。

けれども、私に関しては最近、それほど孤独を感じなくなった。アメリカの500人の勇敢な医師たちは、ドナルド・トランプに対して、私と同じ意見と理由を申し立て、コロナウイルスによるシャットダウンを終わらせるように言っている。

恐ろしいのは、がんかもしれないと思っている患者が治療されていないということだ。がんの治療にはスピードが命であることは、おまるを空にするという基本的な教育を受けている人なら誰でも知っていることだ。そのために、医師は検診プログラムを用意しているのだから。しかし、3か月前にがんの兆候が見られた患者は、システムが未処理の件数に追いつくまで、さらに3か月、4か月、5か月、6か月と治療を待たなければならない。

私の妻は乳がんを患っている。昨年、彼女は手術と放射線治療を受けたが、今は肩に常に痛みがある。これは治療に伴う一般的な症状で、理学療法で治すことができる。しかし、病院の理学療法部門は閉鎖されているため、妻は自分で運動をしているものの、あまり症状は変わらず苦労している。マンモグラフィーの再検査も予定している。しかし、そのことについて病院から何の連絡もない。理学療法やマンモグラフィーは個人で受けることができない。というのも、政府はコロナウイルス患者のために私立病院が必要になった場合に備えて、すべての私立病院を独占しているからだ。

しかし、数学者の予測がとんでもなく悲観的だったため、実際にはそんなに病院は必要なかった。そのため、病院には誰もいないし、スタッフもやることがない。ただし、木曜日の夕方には、医療機関のスタッフを賞賛するために、拍手をして1週間を明るくする。拍手の対象になっているのは、比較的やることが少ない医療スタッフたちだ。政府はイギリスのほとんどの病院で病床数が半分も空いていることを認めている。

これを読んで少しでも苦々しさを感じていただけたら、上出来だ。私はこれまでにないほどの怒りを感じている。患者を裏切るような行為にはとても失望している。

数か月前にがんと診断された私たちの友人は、いまだに治療開始を待っている。その間、彼女のがんは、間違いなく、がんがもっとも得意とすることを行っている。淡々と成長することだ。妻はインターネットでこんな記事を見つけた。「このパンデミックの間、私のがん治療は中断されている。患者にアドバイスやサポートをするための看護師は、がら空きのコロナウイルス病棟に再配属されているため、がん患者に対応できず、とてもつらい思いをしている。私はとても孤独だ。きっと、私はウイルスに感染している患者より重要ではないのだろう」。これを読んで怒らない人はいないだろう。いったい何が起こっているのか？　政府は人を殺そうとしているのか？　これは野蛮な人口抑制計画なのだろうか？

この問題が認識されていないわけではない。各国政府は、治療を拒否されることで何千人もの患者が死亡することを認識している。イギリスでは、医療サービスの閉鎖によって15万人の死者が出る可能性があることを認めているが、これはコロナウイルスによる死者よりもはるかに多い数だ。

この数字はかなり過小評価されていると思う。イギリスでは、これまでに6万人が治療を受けられずに不必要に死亡しているという数字が出ている。これはイギリスだけの数字であるが、コロナウイルスによる死亡者数よりもはるかに高い数字だ。いったいなぜ、コロナウイルスによる死亡者数よりも、これらの死亡者数のほうが過小評価されるのだろうか？

コロナウイルスで死亡した人の大半は80歳以上で、すでに他の病気で重篤な状態にあった。いずれにせよ数か月以内に死んでいたと認められている。これは、インフルエンザで多くの人が亡くなるのとまったく同じことだ。しかし、治療を拒否されているがん患者は、健康であることが多く、若者が多い。世界中ですでに何千万件もの手術がキャンセルされており、現在も毎週何百万件もの手術がキャンセルされている。すべての手術は必要不可欠と言えるが、中には他の手術より重要なものもある。一部の美容整形を除いて、本当に必要でない手術を受ける人はいない。

また、スクリーニング検査や調査も放棄され、遅れている。重篤な病気の症状や兆候がある患者でも、その問題が死に至る可能性が高いのか、それとも良性のものなのかを知るだけのために、何か月も待たなければならないと言われている。このような状況で待つなんて耐えられないだろう。検査結果を待つことの苦しみを知っている人だけが、現在の状況がどれほどひどいものかを理解できる。

ある医師の報告によると、政府のヒステリックな過剰反応に恐れをなして、「コロナウイルスに感染して死ぬかもしれないから」と病院に近づかない患者が大勢いるという。医療を受けられる場合でも、患者は何もしないことを好む。この問題は、ヒステリーが解消されない限り、続く可能性が高い。

第二次世界大戦末期、ダッハウやアウシュビッツで恐ろしいことをしていた強制収容所の看守たちがいた。それに目をつぶっていた人々も逮捕された。彼らは皆、戦争犯罪法廷に連行されたが、口をそろえて「言われたことをやっただけ」と弁明した。もちろん、その言い訳ではどうにもならないが。

医療機関の管理者や専門職のリーダーたちは、政府の命令に従っているので、批判など受けないと思っているかもしれない。しかし、私はそうではないと思う。道徳的、倫理的にも無実ではない。病院や開業医、歯科医の閉鎖を命じた上級官僚たちはすべて人道に反する罪を犯しているのである。

皮肉なことに、官僚や政治家、公務員でさえ、コロナウイルスが悪性のインフルエンザよりも危険であるとは考えていないようだ。ここ数週間、「家の中にいなければならない」と私たちに言っていた人たちが、自らそれを無視しているのを何度も目にした。

今では広く議論されているロックダウンを主導したファーガソン教授は、愛人を自宅に呼んでいた。首相に近しい上級顧問であるドミニク・カミングスは、ロックダウンが始まった当初、200マイル以上の距離を往復していた。辞任や解雇を求める声が上がる中、首相はカミングスを擁護した。しかし多くの人は、法律や、ロックダウンを拒否する正当な理由がありながらも、言われてきたことを守ってきたし、そんな自分たちを彼らが馬鹿にしているように見えただろう。アイルランドの首相は、公園で友人とピクニックをしている。賢明な国民は疑う。政治家たちがこのように軽率にルールを破るのは、おそらく国民がウイルスにきちんと対処していると思っていないからではないかと。

しかし、医師には１つの武器がある。私たちのリーダーや官僚、政治家が精神障害者であり、能力がないと認定するのだ。そうすれば、彼らは地位をはく奪され、より思いやりのある世界に戻ることができる。

かなり突拍子もない解決策ではある。しかし、私たちは正常な時代に生きているとは言えないのではないだろうか？

２０２０年5月26日

# Chapter 19

# 通りすがりの観察（2020年5月26日）

私は、政府が自ら（そして警察）に与えた「一時的な」権限が、永遠に続くと確信している。政府は権力を握ると、それにしがみつく傾向がある。経済学者のミルトン・フリードマンがかつて述べたように、「一時的な政府プログラムほど永続的なものはない」のである。イギリスでは、元最高裁判事が「集団ヒステリー」について語り、「警察国家」という言葉を使ったということが報じられている。

政府は、年金生活者の住所を知っている。しかし、親戚や友人の訪問を禁じているにもかかわらず、高齢者に食料が行きわたっているかどうかを確認する努力すらしていない。いったい何人のお年寄りが餓死するのだろうか？　どれだけの死体が鍵のかかったドアの向こうで見つかるのか？

病理学者の中には、コロナウイルスに感染した患者の死体は、検査をせずに火葬すべきだと言う人もいる。私が見た報告書にはこう書かれていた。「コロナウイルスの感染によって死亡したと考えられる場合は、死後検査を行う必要はなく、死因診断書を発行できる」。ここで重要なのは「考えられる」という文言だ。

イギリスでは、6月に店が再開する予定である。だが、コロナウイルスに怯えて、人々はメインストリートに戻らないだろうと言われている。これはある意味正しい。しかし、これはプロパガンダの一環だ（怯え続けることを促している）。今後ショッピングは悲惨なものになるだろう。公衆トイレが閉鎖されれば、特に高齢者や子供連れの人々にとっては、買い物が難しくなるはずだ（3月のはじめに、政府のプランは高齢者を疎外することだと予測したことを覚えているだろうか？　トイレの閉鎖もその一環だ）。

ＢＢＣのウェブサイトによると、ＢＢＣ事務局長はＢＢＣの番組に出演し、3月3週目には国民の94％がＢＢＣにアクセスしたと主張している。彼らにとって最高の週だっただろう。私はＢＢＣの言うことには常に懐疑的だが、それでもＢＢＣを利用する人が多くいるというのは心配なことだ。ＢＢＣニュースを信頼する人がいなくなることを願う。カーラーとエプロンをつけて道端でしゃべっている女性たちのほうが、ＢＢＣよりもずっと信頼できるニュースを提供してくれる。

国連は、コロナウイルスの影響で世界中で２５００万人の雇用が失われると推定しているが、この数字は１億９０００万人にものぼるとも言われている。だが実際には、ウイルスが原因ではなく、雇用が失われたのは、ロックダウンとソーシャルディスタンスのせいだ。

私が記しているすべての事実は、間違いなく正確だ。私の予測はすべて正しいことが証明されている。では、なぜ当局は間違っていることを認めないのか。たとえそうしたくても、科学者も政治家もメディアも、この詐欺に縛られている状態なのだ。自分たちが非常に大きな間違いを犯したことを認めることができないのだ。

死者数を誇張することによって、当局は私たち全員を危険にさらした。きちんとした記録を残していないと、病気の調査はできない。数週間もすれば、コロナウイルスについての真実がわかるはずだ。しかし、誰がウイルスのせいで死んだのか、誰が別の死因で死んだのかがわからないままでは、有益な研究はできないだろう。情報が不正確で役に立たないため、この病気が肉食の人に多いのか、インフルエンザの予防接種を受けた人に多いのか、赤毛の人に多いのかわからないのだ。

英国政府は、ＮＨＳには空の集中治療ベッドが２２９５床あることを認めた。コロナウイルスの「危機」以前は平均８００床だった。ということは、ＮＨＳではコロナウイルス「危機」の間、その「危機」が始まる前よりも１４９５床多く、集中治療室のベッドが空いているというわけだ。また、一部の病院では、病床の半分近くが空いていると報告されている。

このように、多くの高官がロックダウンに関する法律にほとんど関心を示さず、それどころか自分の「特別な」状況に合わせてねじ曲げているようでは、ロックダウンの法律を真剣に受け止めることは難しい。だがこの理由は、高官がコロナウイルスの危険性について真実を知っているからではないだろうか？

英国政府は、コロナウイルスに医療が集中したために、助かるはずの6万人が死亡したことを認めている。この数字は急上昇するだろう。私が何週間も前に予測したように、この数字は上昇し続ける。助けを必要としているすべての人に病院を開放することが極めて重要だ。

２０２０年5月26日

Chapter 20

# NHS歯科医療の崩壊?

私は普段は噂《うわさ》を気にしないのだが、今回の噂はそういうわけにはいかない。英国政府が歯科医に1時間に1人の患者しか診療しないよう命じたという話を聞いたのだ。論理的な理由はないし、そもそも最近では論理が何の役にも立たない(「科学」という言葉も、「政府のトップ」が関係する限りは、今やコロナウイルスとまったく関係ない古い時代の言葉のようである)。

もし、この噂が本当ならば(私は真実だろうと思っているが)、NHSの歯科医療は崩壊するだろう。NHSで働く歯科医師は、患者1人当たりの点数が少ないため、診療数に頼ることになる。生活のためには多くの患者が必要だ。もし歯科医が1時間に1人の患者しか診ることができなければ、おそらく今後は民間の歯科医が対応することになるだろう(ただし、多くの歯科医は価格を上げなければならない)。

結果的に、NHSの歯科医療はなくなるだろう。政府は、命を救うためだと言い、NH

Ｓを辞める歯科医を非難するだろう。そして最終的にはＮＨＳでの歯科治療が行われなくなる。

そうなると民間の歯科医院にも通えない人たちは、歯の治療を受けられなくなる。これも狂気に満ちた、防ぎようのないロックダウンとソーシャルディスタンス戦略の一環だったのだろうか？

２０２０年5月27日

## Chapter 21

# 通りすがりの観察（2020年5月27日）

眼鏡屋ももちろん閉店している。だから何百万人もが非常に困っている。免許証更新のために視力検査が必要な運転手はどうなるのだろうか？　政治家は誰もそんなことを気にしない。

目に症状を抱えた患者はどうなるのだろうか？　政治家は誰もそんなことを気にしない。白内障、緑内障、黄斑《おうはん》変性症は診断されないままだ。この狂気の沙汰は終わらないのだろうか？

ドミニク・カミングスは保守党の頭脳となるはずだった。国民が何を求めているかを理解している人物だと言われていた。私は彼が世論を操ることができる人物だという話も読んだ。本当だろうか？　もし彼が保守党の最高の頭脳であるならば、私たちにとっては天の助けとなるだろう。彼の馬鹿げた傲慢《ごうまん》な行動は、英国政府のロックダウン政策をぶち壊し（悪いことではないので、その点では感謝）、保守党を分裂させ（彼を採用したことは正しかった）、首相の信頼性を損ない、彼自身の評判も失った。すばらしい。裏方に徹して首相を助けるはずだった高給取りのアドバイザーにしては悪くない。この男に誠実さ、自尊心、ボスへの敬意があれば、とっくに辞職していただろう。もし民間企業に勤めていたなら、傲慢さ、無能さ、そして単純で古風な愚かさによって、とっくに解雇されていたと思う。しかし、彼は無作法な公務員なのだから、何かを期待できるはずもない。

スウェーデンを「モンスター」化して、スウェーデンの死亡率を偽装しようとしている動きがある。イギリスやその他の国が問題としたのは、スウェーデンがロックダウンしなかったということだ。スウェーデンの政府は、国民が賢明に行動することを信頼していたのだ。結果、死亡率はイギリスの死亡率の数分の1だった。

イギリスのごり押しのロックダウンとソーシャルディスタンス政策は、まったくの大失敗だった。情けないボリス・ジョンソンは、あらゆることを間違えた男として人々の記憶に残るだろう。もし彼がウイルスに感染せず、愛人に中絶をさせせなければ、今頃はかつてのジェレミー・コービン議員と同じくらい人気者になっていただろう。愚か者のボリスは、世間の同情だけでかろうじて生き延びている。

現在大手エネルギー会社は、スマートメーターを設置しないと、一番安い契約プランに入れないとしている。これは、スマートメーターが大手エネルギー会社にとって「良い」ものであるからだ。スマートメーターが政府にとって都合の良いものであることはすでにわかっている。

なぜなら、スマートメーターがあれば、好きなときに電力供給をオン・オフできるからだ。スマートメーターは、お客にとってはあまりありがたいものではない！　そうした不便さや混乱が良いわけはない。政府への信頼を失った今、警戒心を持ち続けることが重要だ。エネルギー会社にスマートメーターを設置させてはいけない。

私たちは、日常的に人と接触することで、さまざまな軽微な感染症に対する免疫を獲得する。多くの感染症と知らず知らず接触することで、私たちの免疫システムは最高の状態に保たれるというわけだ。

集団が隔離されると、感染症に対して恐ろしいほど弱くなる。そのため、何百万もの人々を長時間軟禁することは、隔離政策が終わったときに（というよりも「もしも終わった場合」だろうか？）、さまざまな種類の感染症に対して脆弱《ぜいじゃく》になることを意味する。このことは、世界中の政治家と、それにくっついている高給取りの科学者や医学者を除いては、誰もが知っていることである。彼らは、自分たちの風向きが良いときにはＩＱが高くなるようだが、同時にこの単純な真実は知らない。または気にしていないのである。アメリカではコロナウイルスで10万人が死亡したと言われている。この数字（医師の間ではおおむね誇張であるとされている）を、ロックダウンやソーシャルディスタンスの正当な理由だと考える人は、昨年アメリカでインフルエンザにより死亡した人の数（この数字は正確であるとおおむね認められている）を見ていただきたい。

英国政府は、歯科医院よりも先に美容院の再開を許可する計画のようだ。なぜ美容院だけなのだろう？　美容師も歯科医も、客と近い距離で仕事をする。しかも、歯科医は無菌状態で仕事をしており、すでにマスクや手袋などを着用しているではないか。

では、いったい何が起こっているのだろうか？　私はＮＨＳ歯科を破壊し、莫大な費用を節約するための計画ではないかと考えている（これに関してはＮＨＳ歯科についての記事を参照いただきたい）。

ソーシャルディスタンスを保つために、いたるところで歩道を広げる計画があるそうだ。もちろん、そのコストは莫大なものになるだろう。しかも、車道は狭くなり、必然的にあらゆる車両による移動（自動車、トラックなど）が困難になるだろう。その結果、石油の使用量は減ることになる。これらはすべて、急速に減少する石油資源を節約するための計画の一環であることは間違いない（これについて詳しく知りたい方は、私の著書『気候変動よりも大きな問題』をアマゾンで購入し、お読みいただきたい）。

5月27日、ＥＵは７５００億ユーロの復興基金を設立することを発表した。これは新聞やテレビで大きく報道された。拙著『黙示録の到来』（4月発売）に掲載した3月14日付の記事でも、ＥＵが７０００億ポンドを調達する必要があることは示唆していた（私のキーボードにはユーロの記号がないのでポンドで計算したのだが、かなり近い数字だ）。ジェレミー・コービンが前回の選挙で勝たなかったのは残念だったと今では思っている。共産主義政権が誕生していたかもしれないが、同志ボリスによる政権ほど共産主義にはならなかったと思う。

私は、中国が香港と深い関係になるのを見ても驚かない。『黙示録の到来』の読者も驚いてはいないだろう。ここでは、本に書いたことを紹介しよう（4月14日付の記録）。

パニックが始まる前の数日間を振り返ってみるのも勉強になる。フランスでは、黄色いベスト運動と呼ばれるデモがまだ続いていた。マクロン大統領は国をコントロールできずにいた。香港では、デモ隊が大騒ぎをしており、中国政府は深刻な問題に直面していた。

世界各地では、気候変動運動家に触発されたデモ隊が混乱を引き起こしていた。ヨーロッパでは、イタリアやギリシャなどの国が、自分たちには強すぎる通貨に苦しめられており、緊張感が高まっていた。ドイツでは、欧州連合（ＥＵ）を維持するためのコストに対して国民は非常に苛立《いらだ》っていた。また、ブレグジットをめぐる問題は、イギリス国民の民主的な意思を覆そうとする強硬なＥＵ残留派の間で深刻な懸念を引き起こしていた。アメリカでは、大統領選挙が行われる中、イデオロギーの戦いが激化していた。要するに、世界はまれに見る混乱状態にあった。現在、世界はほぼ１つの大きな警察国家になっている。あらゆる種類のデモが禁止されている。集会も禁止されている。選挙も中止された。そして、永遠にソーシャルディスタンスを取るべきだという話も出ている。研究者たちは、より多くの監視が必要であると話している。さぞかし都合がいい話だ。

２０２０年５月27日

# Chapter 22
# 新薬テストに関する危険な誤解（動物実験は不要）

現在、コロナウイルスに対抗する新薬の必要性が叫ばれている。マスコミは早く実現させようと必死だ。来週の木曜日までに新薬ができればいいが。水曜日ならもっといい。しかし、いざ新薬ができたとして、その新薬が安全であることをどうやって知ることができるのだろうか？

人間の患者を対象とした治験は行われるが、長期的な危険性については伝えられないし、基本的な安全性のテストには動物が使われる。この話をすると皆さんがショックを受けるのではないかと心配している。私は人生の大部分を動物実験、つまり生体解剖との戦いに費やしてきた。しかし、残念なことに、状況はまったく変わらない。不平等な戦いだった。私のように、動物実験が非人間的であるだけでなく、やる価値のないものであることを知っている人もいた。やる価値すらないなんて、その薬が役に立たないことよりも悪い。一方で、動物実験にお金を出している巨大な製薬会社がある。彼らがそうしているのは、動物実験によって、自分たちが売る薬が人間にとって安全であるかのように装うことができるからだ。

私は公の場で何度も動物実験者と議論してきたが、今や彼らは私との議論を長いこと拒み続けている。なぜなら、いつも負けるからだ。私が論破の名人だからではない。事実そのものがあまりにも私に有利だからである。最後のディベートは、何年も前にオックスフォード・ユニオンの討論会で行われる予定だったが、私とディベートをしてくれる生体実験者が見つからず、キャンセルされた。なんと卑怯《ひきょう》なことだ。ユニオンは生体実験者を脅して、「もし現れなかったら、あいつを椅子と討論させるぞ」とでも言うべきだった。

動物実験は、巨悪なビジネスだ。世界中で30秒ごとに１０００匹の動物が殺されている。子猫、猫、犬、子犬、馬、羊、ラット、マウス、モルモット、ウサギ、サル、ヒヒなど、思いつく限りのありとあらゆる生物が使われている。実験を待つ間、動物たちは小さな檻《おり》の中でひとりぼっちで過ごす。ひとりぼっちで怯えていると、他の動物が実験に使われるときの悲鳴が聞こえてくる。

なんてことだ。なかには誘拐されたり、外で飼われたりしていたペットが生体実験者に売られ、実験に使われていることもある。動物たちは、視力を奪われ、焼かれ、撃たれ、注射され、解剖される。目を縫われたり、手足を折られたりもする。脳には化学物質が注入され、苦悶《くもん》の叫びが冷たく記録される。実験の4分の3は麻酔をかけずに行われ、ほとんどの実験者は医学や獣医学の訓練を受けていない。

実験者は、動物が感覚のある生き物ではなく、精神的・肉体的な痛みを感じることができないと主張しているが、これを見たほとんどの人は、それが真実ではないことを知っているのではないだろうか。これは、動物実験者がついた数多くの嘘の1つにすぎない。

動物実験には多くの問題がある。たとえば、すべての動物は、どんな脅威に対しても、その環境（食事、ケージの大きさなど）によって反応が異なる。動物実験には、これらの要素は一切考慮されていない。動物をケージに閉じ込めることで、実験者はすでに実験の信頼性を無効にしている。なぜなら、環境を変えることで、動物の感受性、習慣、本能、自己治癒能力を変えてしまうからである。これらの変数をコントロールできない（ケージと通常の環境は異なる）ので、ケージで飼われている動物を使った実験は科学的価値がないのだ。

実験者自身でさえも、動物を使った薬物実験が、危険で信頼性の低い、誤解を招くような情報を生み出すことを認めている。サリドマイドだって動物実験で合格している。ペニシリンもアスピリンも猫を殺せる。1928年に細菌学者アレクサンダー・フレミングが培養皿でペニシリンを発見したとき、彼はウサギで実験し、役に立たないと判断して廃棄した。

その後、この薬を猫と人間の患者に同時に投与する実験が行われた。その結果、猫は死に、人間は無事だった。もし、医師が動物実験のみを頼ってペニシリンの価値を判断していたら、この薬はこの世になかっただろう。ペニシリンは、典型的な新薬実験動物であるモルモットをも殺す。アスピリンは、猫だけでなく、ラット、マウス、犬、猿、モルモットにも毒性がある。モルヒネは人間を鎮静させるが、猫、ヤギ、馬を興奮させる。ジギタリスは心臓病の治療薬としてもっとも定評があり効果的な薬の1つであるが、動物に対する毒性が非常に強いため、もし動物実験に頼っていたら、人間への使用は許可されなかっただろう。

動物実験が役に立たない理由は、大きく分けて2つある。

第一に、動物実験のほとんどは信頼性に欠け、人間の患者には関係のない結果をもたらすことを、動物実験者たちは認めている。しかも実験者たちは、どの実験が信頼できて、どの実験が信頼できないかわからないことも認めている。つまり論理的には、すべての動物実験は役に立たないということになる。どの実験が信頼できるのかわからないということは、どの実験も信頼できないのと同じだ。

第二に製薬会社が動物実験をするのは、薬を販売する前に実験したと言えるようにするためだ。そして、この2つ目の主張こそが、本当の意味での決め手となる。動物に投与しても重篤な問題を引き起こさないことがわかれば、製薬会社は言うだろう。「さあ貴方《あなた》もどうぞ！　この薬はテスト済みで、安全性が立証されています」

逆に、動物に投与したときに深刻な問題を引き起こす場合、このように言うだろう。「もちろん、動物実験は信頼性が低く、その薬を人間に投与したときに何が起こるかを予測することはできません。しかし、私たちはこの薬をテストしたのです」と。

信じられないかもしれないが、これから言うことは事実である。ある薬を動物に投与して、がんや深刻な病気を引き起こしたり、最悪死に至ったりすることを示す実験結果が出ても、動物と人間とは異なるという理由から無視される。そして、新薬が動物を殺さないという結果が出れば、人間が飲んでも安全だという証拠とされる。

製薬会社が負けるはずがない。動物にがんやその他の深刻な健康問題を引き起こす数多くの薬が、人間の患者に広く処方されているのが現実だ。私のウェブサイト（www.vernoncoleman.com）には、広く処方されているが、がんやその他の深刻な問題を引き起こす薬のリストがある。

動物実験で安全性が確認された薬を処方された患者の10人中4人が、重篤あるいは顕著な副作用に悩まされているのは不思議ではない。このように医者が引き起こす病気は、がんや循環器系の病気と並んで、今や人類の三大死因の1つとなっている。

信じられない方は、私のウェブサイトの動物問題（Animal Issues）というボタンをクリックして、一番下までスクロールしてほしい。そこには、動物にはがんやその他の深刻な障害を引き起こすものの、人間の患者には使用可能と認められた50種類の薬のリストがある。

動物実験は不正行為であり、動物たちの病気や死の主な原因となっている。これで、製薬会社が私を嫌う理由の1つがわかったと思う。もしこの真実が明らかになれば、製薬会社は新薬をきちんとテストしなければならない。そのためには何十億ポンドもの費用がかかるが、一方で、危険だが莫大な利益を生む薬は市場に出回らなくなるだろう。

インターネット上に、私に関する嘘の情報が溢れかえっているのもこのためだ。

2020年5月28日

# Chapter 23

# ソーシャルディスタンスは永遠に？

「人の命は何よりも価値があるし、1人の人間の命を救うことを何より優先しなければならない」とよく言われる。この意見には賛成だ。賛成しない人はいないだろう。もし、あなたの愛する人が、1日に1兆ドルもの費用がかかる治療を必要としていたら、当然、その治療を受けさせるようにするだろうし、その莫大な費用については罵《のの》ることと思う。私もそうするはずだ。

しかし、妻や夫、2歳の子供を1日1兆ドルかけて救ったとしたら、その他の医療サービスを受けるための費用はまったく残らないだろう。そうなると多くの病院は閉鎖せざるをえない。業務は停止。薬も手に入らなくなる。何百万もの人々が死ぬことになる。これが「ジレンマ」である。

医療の資源には限りがある。限られた資源をどのように配分するか、医師は常に決断を迫られる。いわゆる「トリアージ」である。陸軍の衛生隊では、医師が負傷者の状況を把握し、誰を最初に診るべきかを決定する（最近では看護師や受付係がトリアージを行うことが多いが、それでいいのかどうかは疑問視されている）。

コロナウイルスが最初に発生したとき、数学者たちは、わずかな証拠から、たとえば、ニンジン1袋にゴルフボール1個を掛け、ハムスター1匹で割り、ピーナッツ1パックを足すというような計算で、何百万もの人が死ぬだろうと結論づけた。

イギリスでは、ファーガソン教授を中心とした数学者が、8000万人が入院し、50万人が死亡するという結論を出した。彼らは、生命保険のセールスマンのような手腕を発揮して、この理論を政治家に売り込み、自分たちの予測が正確であると納得させた（不思議なことに、普段は懐疑的な政治家たちも簡単に説得された）。もちろん、数学者は間違っていた。ピーナッツとハムスターを除き、サイで割ればよかったのに。しかし、政治家たちは言われたことを受け入れた。そして世界中が変化した。いったい何が間違っていたのだろうか。

2月の時点で、私はコロナウイルスが人類を滅ぼすことはないと言っている。3月中旬、私はユーチューブでコロナウイルスの「危機」を「世紀のデマ」と呼ぶ動画を発表して悪者にされた。悪者は数学者のほうだと思っていたのにどうしてだろう。

賢明な人たちは現在のところ、政治家がこれぞチャンスとばかりにこの無意味なものに飛びついたのか、それともチャンスを探していた政治家が無意味なものが提供されるのを待っていたのか判断に迷っている。このおかしな間違いが世界中で繰り返され、熱心な政治家たちによって正当に支持され、推奨されたという事実により、彼らの疑いはさらに強くなるだろう。

この感染症は、3月にインフルエンザのようなレベルに格下げされたのにもかかわらず、ヒステリーとパニックが世界中で発生した。

政治家やジャーナリストたちは、自分たちの計画が台無しになるのを恐れて、不都合な真実を無視した。狂気は次なる段階に移行し、政治家、アドバイザー、医療機関の責任者たちは、ウイルスの脅威があまりにも大きいため、医療サービスをこのウイルスの治療に充てるべきだと判断した。病棟を空にして、手術を中止し、新しい病院を建設することにしたのである。そして、がんや心臓病などの重篤な病気の患者を脇に追いやり、ファーガソンが予想した800万人の患者に対応できるようにした。

突然、コロナウイルスだけが問題になったのだ。イギリスでは、首相がタイミングよくこの病気にかかり、病院に運ばれ、マイナーな有名人が鼻をかんでもトップニュースになった。医師も看護師も素直に病室を片付け、危機に備えた。国が止まってしまった。学校は閉鎖された。工場や商店も閉鎖された。歯医者や眼鏡屋でさえ、身を守るためにドアに鍵をかけるように言われた。パニックの制度化だ。

その結果、800万人ものイギリス人が秋まで手術待ちをすることになった。そのうちの多くは、治療を待つ間に命を落とすことになるだろう。このような医療関係者の義務の放棄には、驚愕《きょうがく》し、憤慨しかない。コロナウイルスのせいではなく、医療を拒否されているために、死亡率は上昇し始めている。

イギリス人は「NHSを守ろう」と言われている。しかし、なぜ？　何のために守る必要があるのか？　ほとんどの人はNHSの恩恵を受けていない。NHSが何週間も閉鎖されているために、何十万もの人が死ぬだろう。

一方で、過剰反応ではないかと疑われ始めたら、今度はこの神話を維持し、政策を正当化する動きが見られた。このパニックの影響で死亡した患者が、コロナウイルスそのものが原因で死亡した患者としてリストに加えられた。ウイルスが原因で死亡したとされる人たちの3分の2は、いずれにしても数か月以内に死亡していた人たちだということは、下院委員会も知っている。

このように、政策の影響ではるかに多くの人が亡くなっているにもかかわらず、騒動は大きくなり続けた。もし今年、昨年よりも多くの人が亡くなるとしたら、それは患者が救命医療を拒否されたことが原因なのは明らかだ。つまり、「救済」が病気そのものよりもはるかに致命的になったのである。

それにもかかわらず、ソーシャルディスタンスを永久に続けるべきだという意見がはびこる。イギリスでは、政府と怠惰なメディア（もちろん、筆頭は裏切り者のＢＢＣ）が恐怖を煽ったため、ジョンソン政権がイングランドでのロックダウンを緩和しようとしたときも（スコットランドとウェールズの準政府指導者たちは、この動きの中でUnited Kingdom［連合王国］からUnited［連合］を削除して、残留派とブリュッセルのファシスト官僚たちをドキドキさせたに違いない）、国民は恐怖に怯え、ドアの鍵を確認し、カーテンを閉め、ベッドの下に潜り込んだ（なかには、政府から金をもらって何もせずに数週間家にいるうちに、仕事に戻るのが嫌になった人もいるに違いない）。

どこの国の政府も、第二波の話をして恐怖心を煽り、唯一の救世主としてワクチン接種をさんざん推奨した後、今になってワクチンが入手できないかもしれないなどと言っている。政治家は私たちをコントロールしたいのだ。そして、うまくコントロールしている。この偽りの危機からどうやって脱出するのか、私たちにはわからない。

もちろん、これが私たちをビクビクした従順なゾンビにするための陰謀でないのならば、政府は間違いを犯したこと、コロナウイルスはインフルエンザより怖くないと発表することだってできるだろう。「おっと、すまなかった。許してほしい。ファーガソンは良かれと思ってやったことだが、計算がめちゃくちゃになってしまったようだ」と。

いや、そんなことは言わないだろう。絶対に。でも、少なくとも「コロナウイルスの危険性が低くなった」ぐらいは言えるだろう。せめて「ロックダウンとソーシャルディスタンス政策が見事にうまくいって、我々を救ってくれたので、もうベッドの下から出てきても大丈夫だよ」と。

しかし、口が裂けても言わないだろう。なぜなら、私たちが調子に乗り始めたときに、第二波の脅威を利用できるようにしておきたいからだ。

政治家に巨大な権力を与えているのがソーシャルディスタンスなのだから、彼らはやめようとはしないだろう。私たちの生活を動かしているのがソーシャルディスタンスであり、個人を弱体化させる手段なのだ。何百万もの失業者を生んだのもソーシャルディスタンス、何百万もの人々の教育を台無しにしたのもソーシャルディスタンスだ。

だが、何より重要なのは、ソーシャルディスタンスによって、医療が崩壊し、膨大な数の人々を不必要に死なせてしまったことだ。政府は、安全を守るための唯一の方法として、これからもソーシャルディスタンスを熱心に推進するだろう。

以上のような理由で、この政策に関する私の正直で無害な動画がユーチューブから削除されたのだと思う。私たちが立ち上がって戦わない限り、この政策は何年も続くだろう。いや、もしかしたら永遠かもしれない。その結果、私たちの人生はあらゆる意味で台無しになるだろう。どうか、この記事を知り合いにシェアしてほしい。

2020年5月30日

# Chapter 24

# 政府が私たちを恐怖に陥れた手口

これは、とある政府が、インフルエンザと同レベルのウイルスとわかっていながら、とあるウイルスで国民を脅し、操り、恐怖に陥れた実話である。ここで紹介する政府は英国政府だが、他の多くの国にも当てはまることは間違いない。

コロナウイルスが発見された当初、政府のアドバイザーたちは、このウイルスを危険な感染症であると判断し、狂犬病やエボラ熱などの致命的な病気と同じカテゴリーに入れていた。しかし、3月19日、公衆衛生機関は、英国危険病原体諮問委員会とともに、新型コロナウイルス感染症をもはや「重大な影響を及ぼす感染症に分類する必要はない」と発表した。これにより、新型コロナウイルス感染症は、事実上、インフルエンザと同じカテゴリーに格下げされた。それが3月19日のことだ。

この決定は、政府のサイトには掲載されていない。私は自分のサイトに掲載したが、マスメディアは無視した。なぜそうなったのかは後ほど説明する。

今後、感染症患者を特別治療センターだけで治療する必要はないと発表されたということは、事実上、この感染症をインフルエンザよりも危険なものと見なす必要はないということだし、インフルエンザと同じように対処できると判断されたということだ。

正直なところ、私はこの発表にかなり興奮した。なぜなら、このウイルスは噂ほど危険ではないという、さまざまな情報と経験に基づいた私の当初の見解を完全に裏付けるものだったからだ。きっと政府はこの件から手を引いて、国民が感染症の危険にさらされていると脅かすのをやめ、国を通常の状態に戻すだろうと疑わなかった。

今となっては、そのような期待をした私は馬鹿だった。政府がこの決定を2日間も公表しなかった事実から、何か大きなことが起こっていることに気づくべきだった。裏ではもっと大きなゲームがすでに進行していて、政府はすでに国民の大部分を自宅軟禁する計画を立てていたのだ。

政府の言いなりの下院では緊急法案が可決され、同志ボリスとその閣僚や顧問に、イギリスのどの政府機関よりも大きな権限が与えられた。下院は、ボリス・ジョンソン、ニール・ファーガソン、ドミニク・カミングスに国の全権を委ねたのだ。なんというトリオだろう。

コロナウイルスの危険度が格下げされたとき、政府はすでにこの状況を最大限に利用することを決めていた。インフルエンザ型のウイルスは、政府が国民を完全にコントロールするクーデターを起こすための武器として使われた。私はすでにたくさんの驚くべき事実を書いてきたが、昨日、とある文書を見せられ、ゾッとした。

この文書は、「ソーシャルディスタンスの遵守を高めるための選択肢」と題されており、２０２０年３月22日の日付が記されていた。これは、コロナウイルスの危険度が格下げされた３日後だ。つまり、インペリアル・カレッジのファーガソン教授とその仲間たちが予測していたような「８００万人が入院し、50万人が死亡するようなウイルス」ではないということが明らかになった後に発表された文章だ。

この文書を作成した委員会は「行動に関する科学的パンデミック・インフルエンザ・グループ（ＳＰＩ－Ｂ）」と名付けられていたので、おそらくある種のインフルエンザだと知っていたのだろう。これから引用する文書は、ＳＡＧＥ（ジェームス・ボンドよろしく頭文字をとった組織名）に所属する行動科学者たちによって作成された。ＳＭＥＲＳＨ《スメルシュ》やＳＰＥＣＴＲＥ《スペクター》と同じくらい尊敬に値する組織である。

ＳＡＧＥの正式名称は「緊急事態のための科学諮問グループ（Scientific Advisory Group for Emergencies)」であり、私たちがこの国を元の状態に戻すことができるとしたら、最初にすべきことはこの組織を解散させることだ。

最初から私のほうがＳＡＧＥよりも正しかったという証拠があるので、謙遜をもってしても、これを言う資格があると思っている。椅子に座った老人のほうが政府の委員会よりも優れたアドバイスを出せるのであれば、政府の委員会を廃止するのも良いアイデアと言えるだろう。


ともかく、ここまで記したのは将来についてのことだ。今、私が気になっているのは、行動科学サブグループが作成した文書のことだ。この文書には、私たちの考え方をコントロールし、行動様式を操作するように政府がアドバイスされた内容が書かれている。

政治家とそのアドバイザーたちは、意図的に集団ヒステリーを起こそうとしたのだ。アドバイザーたちは、10代の若者が映画『エクソシスト』を見てヒステリーを起こした昔のことを思い出していたのではないだろうか。

この文書は、ＳＡＧＥへのアドバイスとして作成されたものだが、皆さんがこの文脈から外れないように、いくつか引用を紹介しよう。

まず「脅威の認識」という見出しで、政府のアドバイザーは次のように書いている。

「個人的に脅威を感じていない人が、まだかなりの数いる」。そして、個々の脅威を高めるためにメディアを利用することを提案した。これで、誰が裏で糸を引いて、テレビや新聞で恐怖のストーリーを作り上げているのかわかっただろう。昔はこれをプロパガンダと呼んだものだ。今でもプロパガンダと呼ぶべきだろう。

あの扇情的で恐ろしい見出しは、政府の命令で書かれたものだということがわかった。政府は金銭的な好条件を提供し、3か月間大規模な新聞広告を購入することにした。私たちの税金で支払われた政府の広告は、ロックダウンとソーシャルディスタンスのためになくなった広告の代わりとなった。収入面では、新聞社はこの局面をうまく切り抜けたと言える。きっとBBCもライセンス料の撤廃を撤廃し、その恐ろしいプロパガンダによって収入を得られることだろう。次の栄誉賞リストで爵位を期待している編集者もいるだろう。

さらにアドバイザーは「強烈な感情的メッセージによって、無関心な人々の脅威の認識レベルを高める必要がある」と述べた。言い換えると、行動科学者たちは政府に対し、インフルエンザレベルに格下げされたばかりのウイルスについて「国民をもっと怯えさせたほうがいい」と助言したのである。

次に「インセンティブ」という見出しではこのように書いている。「コミュニケーション戦略は、望ましい行動に対して社会的承認を与え、コミュニティ内での社会的承認を促進するものでなければならない」。アドバイザーたちも知っているように、これは裏を返せば、不適切な行動をした人や、事実に基づいて行動する人が、悪者扱いされ、敬遠されるということだ。誰もそのことを心配しているようには見えない。そして政府は、コミュニティを意図的に2つに分けた。政府に言われた嘘を鵜呑《うの》みにする人と、真実を求める人である。

第三に、「強制」という見出しで、我々の税金で雇われているアドバイザーは「社会的非難の活用を検討すべきだが、それにともなう悪影響については注意する必要がある」と述べている。このように政府は社会的承認をコントロールしようとしたものの、望ましくない結果（悪影響）を回避することには失敗した。政府は国民を虐げる方法をよく理解している。木曜日の夕方に外出し、NHSに対する拍手運動に参加しなかった人々の中には隣人から嫌がらせやひどい仕打ちを受けた人たちもいる。彼らが立ち直ることを願う。

こうしたひどい仕打ちについても少し話そう。コロナウイルスの真実を明らかにし始めた途端、私は悪意に満ちた攻撃を受け、私の評判を落とそうとする悪質な試みも見られた。

こうした嫌がらせの一部については、サイトで紹介している。どのように人間がモンスターになるのかについては、準備中の特別動画でさらに詳しく紹介したい。

第四に、行動科学者たちは「有効化」という見出しにおいて「国民が価値ある活動や資源へのアクセスを長期間あきらめるよう求められているため、その代償として、社会的な接触の機会や家庭内でできるやりがいのある活動、そして食糧などの資源へのアクセスを許可するべきだ」と提案している。

最後の部分には賛成だ。だが、やりがいのある活動とは何なのか、政府はそのことには触れていない。しかし、ばかばかしい拍手や虹のシンボル以外に、科学者たちが食糧などへのアクセスについて触れてくれたことには感謝したい。とても寛大ではないか。

このアドバイスを受けて、ボリス・ジョンソン政権は、コロナウイルスを理由に意図的に有権者を恐怖に陥れ、食糧へのアクセスを許可した。ボリスの行動は、まさに犯罪的と言っても過言ではない。その理由を以下に述べよう。

第一に、何十万人もの市民が取り乱してプロパガンダに踊らされている。パンデミックという言葉が流行しているが、精神疾患や自殺のパンデミックも起こるだろう。

第二に、あまりに恐怖が大きすぎて、多くの人が病気になっても病院に行きたがらない。

親は子供を学校に行かせない。教師は授業をしようとしない。子供たちの心に大混乱をもたらす不条理な制限は、このような危険な失言が直接の原因だ。何百万もの人々が、仕事に戻りたくないと思うだろう。経済的、社会的な影響は、イギリスを何世紀も後退させるだろう。3月19日に危険度が格下げされた、インフルエンザとたいして変わらないウイルスのために文明が破壊されたのだ。

第三に、コロナウイルスの危険度を下げる判断をした専門家のアドバイスに誰も耳を貸さなかったため、病院の責任者はいまだソーシャルディスタンスのルールに従っている。彼らはコロナウイルスがエボラ出血熱やペストと同じくらい致命的であるといまだに信じているようだ。彼らもまた、恐怖に操られているのだろうか？ 医師や看護師たちはこの事実を知っているはずだ。いまだに手術がキャンセルされたり、がん患者が見捨てられたりしているのは、コロナウイルスに非論理的に取り憑かれている医療システムのせいだ。

スウェーデン政府は公式にロックダウンを行っておらず、死亡者数もはるかに少ないため、英国メディアがスウェーデンを悪者扱いしているのも不思議ではないし、英国政府がコロナウイルスによる死亡者数を誇張しているのも不思議ではない。政治家は今、真実が暴露されないように必死になっているに違いない。

大切なことはとても簡単だ。政府に不条理に脅かされないためにも、また、操作から身を守るためにも、洗脳についての記事で紹介したスローガンを思い出してほしい。

政府を信じるな
マスメディアを信じるな
嘘と戦おう

2020年5月31日

## ヴァーノン・コールマンのメディアでの評価

・ヴァーノン・コールマンは素晴らしい本を書く――『ブック・ガイド』
・誰も彼を無視できない――『エコロジスト』
・とても穏やかで知的な人物だ――『オブザーバー』
・天の賜物《たまもの》だ――『デイリー・テレグラフ』
・スーパースターだ――『ピープル』
・絶対に読むべき本である――『ガーディアン』
・彼のメッセージは重要だ――『エコノミスト』
・彼は、ローン・レンジャー、ロビン・フッド、イコライザーがひとつになったような人物だ――『グラスゴー・イブニング』
・この男は国の宝だ――『ワット・ドクターズ・ドント・テル・ユー』
・彼のアドバイスは希望と熱意に満ちている――『ブリティッシュ・メディカル・ジャーナル』

・医学界の崇高なグルだ――『ナーシング・タイムズ』
・優しく丁寧で、気遣いに満ちている――『ウェスタン・デイリー・プレス』
・彼の特徴は歯に衣着《きぬ》せぬ物言いだ。彼の同僚たちの感傷的な言葉よりもはるかに面白い
――『ガーディアン』
・ドクター・コールマンは見識があり、鋭く、思いやりあふれる医学のアドバイザーだ
――『オブザーバー』
・ジェフリー・ボイコットとラジオの収録席に5分間座っているよりも、彼と夕べを過ごすほうがはるかにいい――ピーター・ティニスウッド、『パンチ』
・大きな衝撃だ……歯に衣着せぬ物言いだ――『ハル・デイリー・メール』
・ズバリと言うのが爽快だ――『リバプール・デイリー・ポスト』
・率直な注意喚起だ――『サンデー・エクスプレス』
・ドクター・コールマンのおかげで改めて考えさせられた――BBCワールドサービス
・見事なまでに簡潔で、すんなりと理解できる――『スペクテイター』
・今、もっとも才気あふれる人物のひとりだ――『アイリッシュ・タイムズ』
・メディアドクターの王だ――『インデペンデント』
・イギリスを代表する医学分野の著者だ――『ザ・スター』

・英国のヘルスケアにおける主要な活動家のひとりだ――『ザ・サン』
・ひょっとしたら、今日の世界で、もっともよく知られている医学分野の著者かもしれない――『ザ・セラピスト』
・患者にとっての英雄だ――『バーミンガム・ポスト』
・説得力のある著者で、その研究と経験に基づいた主張は、理にかなっている――『ナーシング・スタンダード』
・恐れずに自分の考えを話す医師だ――『オックスフォード・メール』
・明快でウィットに富む文章だ――『グッド・ハウスキーピング』

## 著者ドクター・ヴァーノン・コールマンについて

ドクター・ヴァーノン・コールマンは、あなたもよく知る「重大な危機」をはじめから疑問視していた。2020年の2月末にはすでに、自身のウェブサイト（www.vernoncoleman.com）で、「専門家チームが政府に助言するのは、あまりにも悲観的な行為であり、騒ぎを大きくしているように感じる」と述べていた。さらに、3月のはじめには、死亡率の数値がどのように、そして、なぜ歪められたかを説明した。3月14日には、政府の政策がこの病気そのものよりも多くの死者を生み出すと警告し、3月18日のユーチューブ動画では、政府が「危機」を利用して高齢者を虐げ、強制的にワクチンを打とうとしているのではないかという懸念について語った。

3月19日、英国の公衆衛生機関と危険病原体諮問委員会は、この〝危機的〟な感染症は、重大な影響を及ぼす感染症ではないと決定し、重要度が下げられた。しかし、感染の重要度が公式に下げられたわずか数日後、政府は警察に特別な新しい権力を与え、何百万もの人々を自宅軟禁下に置く緊急法案を発表した。元医師のドクター・コールマンは、『サンデー・タイムズ』のベストセラー作家でもある。彼の著書は英国で200万部以上売れ、25の言語に翻訳されて世界中で販売されている。また、彼は庶民院と貴族院に証拠を提示し、その活動は政府の方針を変えた。

## ヴァーノン・コールマンの書籍

### 医学

『医薬品業界の人々（The Medicine Men）』

『ペーパー・ドクターズ（Paper Doctors）』

『加齢について知っておきたいこと（Everything You Want To Know About Ageing）』

『家庭の薬学（The Home Pharmacy）』

『アスピリン、それとも救急車？（Aspirin or Ambulance?）』

『見た目の価値：美容業界の影響力（Face Values: How the Beauty Industry Affects You）』

『ストレスと胃（Stress and Your Stomach）』

『子供の健康のためのガイドブック（A Guide to Child Health）』

『罪悪感はなぜ生じ、どのように手放せばいいのか？（Guilt: Why it Happens and How to Overcome it）』

『医学の良書(The Good Medicine Guide)』
『女性の身体の悩み大辞典(An A to Z of Women's Problems)』
『ボディパワー:自己治癒力の秘密(Bodypower: Secret of Self-healing)』
『身体感覚(Bodysense)』
『スキンケアをしよう(Taking Care of Your Skin)』
『精神安定剤が必要ない生活(Life without Tranquillisers)』
『高血圧(High Blood Pressure)』
『糖尿病(Diabetes)』
『関節炎の対処法(How to Conquer Arthritis)』
『湿疹と皮膚炎(Eczema and Dermatitis)』
『医学の歴史(The Story of Medicine)』
『自然な痛みのコントロール法(Natural Pain Control)』
『マインドパワー:マインドで身体を癒やす方法(Mindpower: How to use your mind to heal your body)』
『依存者と依存症(Addicts and Addictions)』
『ドクター・コールマンの代替医療ガイドブック(Dr Vernon Coleman's Guide to

Alternative Medicine）』

『ストレスマネージメント・テクニック（Stress Management Techniques）』

『ストレスの対処法（Overcoming Stress）』

『健康スキャンダル（The Health Scandal）』

『20分でできる健康チェック（The 20 Minute Health Check）』

『すべての人に贈るセックスガイド（Sex for Everyone）』

『身体に勝る精神力（Mind over Body）』

『野菜でダイエット（Eat Green, Lose Weight）』

『医者が健康に悪い処置をする理由（Why Doctors Do More Harm Than Good）』

『薬物の神話：なぜ麻薬戦争を止めなければいけないのか？（The Drugs Myth: Why the Drug Wars Must Stop）』

『素晴らしいセックスのための完全ガイド（Complete Guide to Good Sex）』

『腰痛の対処法（How to Conquer Backache）』

『痛みの対処法（How to Conquer Pain）』

『信頼の裏切り（Betrayal of Trust）』

『薬について知ろう（Know Your Drugs）』

『思考力を高める食べ物（Food for Thought）』
『伝統的な家庭医（The Traditional Home Doctor）』
『過敏性腸症候群の緩和（Relief from IBS）』
『両親のためのハンドブック（The Parent's Handbook）』
『ブラとパンティ、ドレスに身を包む男たち（Men in Bras, Panties and Dresses）』
『がんを乗り越える力（Power over Cancer）』
『医者を見限る勇気』（神宮館刊）
『スーパーボディ：免疫力を大幅にアップする方法（Superbody : How to Boost Your Immune System）』
『胃を守ろう（Stomach Problems : Relief at Last）』
『罪悪感の手放し方（How to Overcome Guilt）』
『長生きする方法（How to Live Longer）』
『コールマンの法則（Coleman's Laws）』
『多くのアルツハイマー病患者が誤診されている（Millions of Alzheimer Patients Have Been Misdiagnosed）』
『112歳でも木に登る（Climbing Trees at 112）』

『星を見れば健康がわかる？（Is Your Health Written in the Stars?）』

『カッコいい60代以上になるための大百科（The Kick-Ass A–Z for over 60s）』

『ブリーフとの出会い：服装倒錯行動（Briefs Encounter : Crossdressing and Transvestism）』

『ベンゾジアゼピン系薬剤の話：１９６０年代〜１９８０年代（The Benzos Story : 1960s – 1980s）』

『作り上げられた認知症（Dementia Myth）』

## 心理学／社会学

『ストレス・コントロール（Stress Control）』

『毒性ストレスへの対処法（How to Overcome Toxic Stress）』

『己を知れ（Know Yourself）』

『ストレスとリラクゼーション（Stress and Relaxation）』

『人々の観察（People Watching）』

『スピリットパワー（Spiritpower）』

『毒性ストレス：そして21世紀のブルース（Toxic Stress : And the 21st Century Blues）』

『縮み上がればいいのに（I Hope Your Penis Shrivels Up）』

『オーラルセックス：悪趣味で信じがたい世界（Oral Sex: Bad Taste and Hard To Swallow?）』

『他人の問題（Other People's Problems）』

『前代未聞のセクシーでクレイジーで奇抜な苦しみの１０１の質疑応答（101 Sexiest, Craziest, Most Outrageous Agony Column Questions（and Answers）Of All Time）』

『リラックス法とストレス対処法（How to Relax and Overcome Stress）』

『みだらすぎる本（Too Sexy To Print）』

『精神医学（Psychiatry）』

『あなたはサイコパスと暮らしている？（Are You Living With a Psychopath?）』

## 政治・一般

『私たちのイギリス：危険にさらされた国家（England Our England: A Nation in Jeopardy）』

『無法国家（Rogue Nation）』

『国際的なイジメとの対決（Confronting the Global Bully）』

『イギリスを守る（Saving England）』

『なぜすべては最後にはうまくいくのか（Why Everything Is Going To Get Worse Before It Gets Better）』

『EUについて語られないこと、あなたに知られたくないこと（The Truth They Won't Tell You And Don't Want You to Know About The EU）』

『ファシスト国家に生きる（Living In a Fascist Country）』

『自由、アイデンティティ、プライバシーをいかに守り、残していくか（How to Protect and Preserve Your Freedom, Identity & Privacy）』

『石油の終わり（Oil Apocalypse）』

『愚かなゴードン（Gordon is a Moron）』

『OFPISファイル：個人と主権を守る組織（The OFPIS File: The Organisation for The Preservation of Individuality and Sovereignty）』

『次は何が起きる？（What Happens Next?）』

『無血革命（Bloodless Revolution）』

『2020年（2020）』

『もうたくさんだ（Stuffed!）』

『ＥＵの驚愕の歴史（The Shocking History of the EU）』

『黙示録の到来（Coming Apocalypse）』

『コロナとワクチン　歴史上最大の嘘と詐欺（Covid-19: The Greatest Hoax in History）』

## 日記

『不機嫌な男の日記（Diary of a Disgruntled Man）』

『さらなるひどい年（Just another Bloody Year）』

『放っておいてくれ。ひとりにしてくれ（Bugger off and Leave Me Alone）』

『再び不機嫌な男に（Return of the Disgruntled Man）』

『崖っぷちの人生（Life on the Edge）』

『進行中のゲーム！（The Game's Afoot!）』

『どうしようもない馬鹿（Tickety Tonk）』

## 動物

『なぜ動物実験を止めなければいけないのか？（Why Animal Experiments Must Stop）』

『動物のための戦い（Fighting For Animals）』

『アリスとその友人（Alice and Other Friends）』

『動物の権利――人間の間違い（Animal Rights, Human Wrongs）』

『動物実験――単純な真実（Animal Experiments : Simple Truths）』

ノンフィクション（一般）

『自分の本を出版する方法（How to Publish Your Own Book）』

『テレビを見ながらお金を稼ぐ方法（How to Make Money While Watching TV）』

『奇妙な真実（Strange but True）』

『日々のインスピレーション（Daily Inspirations）』

『なぜ陰毛はカールしているのか？（Why Is Pubic Hair Curly）』

『平和活動家を封じ込める人々（People Push Bottles Up Peaceniks）』

『パリの秘密（Secrets of Paris）』

『お金の力（Moneypower）』

『私が学んだ101のこと（101 Things I Have Learned）』

『100人の素晴らしい英国人男性と女性（The 100 Greatest Englishmen and Englishwomen）』

『チーズ転がし祭り、すね蹴り、醜いタトゥー（Cheese Rolling, Shin Kicking and Ugly Tattoos）』
『次から次へと（One Thing after Another）』

## 小説（一般）

『カルディコット夫人のキャベツ戦争（Mrs Caldicot's Cabbage War）』
『カルディコット夫人のニッカボッカー・グローリー（Mrs Caldicot's Knickerbocker Glory）』
『カルディコット夫人のオイスターパレード（Mrs Caldicot's Oyster Parade）』
『カルディコット夫人のターキッシュ・ディライト（Mrs Caldicot's Turkish Delight）』
『デッドライン（Deadline）』
『セカンドチャンス（Second Chance）』
『トンネル（Tunnel）』
『ミスター・ヘンリー・マリガン（Mr Henry Mulligan）』
『真実の殺害（The Truth Kills）』
『反乱（Revolt）』

『エルビスとの秘められた年月（My Secret Years with Elvis!)』

『帳消し（Balancing the Books)』

『パリの医師（Doctor in Paris)』

『ちょっとひねったストーリー（短編集）（Stories with a Twist in the Tale（short stories))』

『ドクター・ブロックの年代記（Dr Bullock's Annals)』

若き田舎の医師シリーズ

『ビルブリー・クロニクル（Bilbury Chronicles)』

『ビルブリーの邸宅（Bilbury Grange)』

『ビルブリーの酒盛り（Bilbury Revels)』

『ビルブリー・パイ（Bilbury Pie)』

『ビルブリー・カントリー（Bilbury Country)』

『ビルブリー・ヴィレッジ（Bilbury Village)』

『ビルブリー・プディング（Bilbury Pudding)』

『ビルブリー・レリッシュ（Bilbury Relish)』

『ビルブリー・ミクスチャー（Bilbury Mixture）』
『ビルブリーの極上料理（Bilbury Delights）』
『ビルブリーの喜び（Bilbury Joys）』
『ビルブリーの物語（Bilbury Tales）』
『ビルブリーの日々（Bilbury Days）』
『ビルブリーの記憶（Bilbury Memories）』

小説（スポーツ）
『トーマス・ウィズデンのクリケット年鑑（Thomas Winsden's Cricketing Almanack）』
『クリケット愛好家の日記（Diary of a Cricket Lover）』
『ヴィレッジ・クリケット・ツアー（The Village Cricket Tour）』
『ゴルフ場を受け継いだ男（The Man Who Inherited a Golf Course）』
『アラウンド・ザ・ウィケット（Around the Wicket）』
『クラブばかりでボールがない（Too Many Clubs and Not Enough Balls）』

ネコの本

『アリスの日記（Alice's Diary）』
『アリスの冒険（Alice's Adventures）』
『ネコが好き（We Love Cats）』
『ネコの1年（Cats, Own Annual）』
『ネコの隠れた生活（The Secret Lives of Cats）』
『キャット・バスケット（Cat Basket）』
『ネコ愛好家のハンドブック（The Cataholic's Handbook）』
『ネコの寓話（Cat Fables）』
『ネコの物語（Cat Tales）』
『キャットランドの漫画（Catoons from Catland）』

エドワード・ヴァーノンとしての書籍
『習うより慣れろ（Practice Makes Perfect）』
『教えは自ら実践せよ（Practise What You Preach）』
『練習しよう（Getting Into Practice）』
『媚薬――主人のマニュアル（Aphrodisiacs – An Owner's Manual）』

『人生の完全ガイド（The Complete Guide to Life）』

ドナ・アントワネット・コールマンとの共著

『50歳から120歳までの健康問題を乗り越える方法（How to Conquer Health Problems between Ages 50 & 120）』

『医師が家族に教える健康の秘密（Health Secrets Doctors Share With Their Families）』

『動物雑録（Animal Miscellany）』

『英国の栄光（England's Glory）』

『動物の知恵（Wisdom of Animals）』

**ヴァーノン・コールマン（Vernon Coleman）**
ドクター・ヴァーノン・コールマンは、あなたもよく知る「重大な危機」をはじめから疑問視していた。2020年の２月末にはすでに、自身のウェブサイト（www.vernoncoleman.com）で、「専門家チームが政府に助言するのは、あまりにも悲観的な行為であり、騒ぎを大きくしているように感じる」と述べていた。さらに、３月のはじめには、死亡率の数値がどのように、そして、なぜ歪められたかを説明した。３月14日には、政府の政策がこの病気そのものよりも多くの死者を生み出すと警告し、３月18日のユーチューブ動画では、政府が「危機」を利用して高齢者を虐げ、強制的にワクチンを打とうとしているのではないかという懸念について語った。
３月19日、英国の公衆衛生機関と危険病原体諮問委員会は、この〝危機的〟な感染症は、重大な影響を及ぼす感染症ではないと決定し、重要度が下げられた。しかし、感染の重要度が公式に下げられたわずか数日後、政府は警察に特別な新しい権力を与え、何百万もの人々を自宅軟禁下に置く緊急法案を発表した。元医師のドクター・コールマンは、『サンデー・タイムズ』のベストセラー作家でもある。彼の著書は英国で200万部以上売れ、25の言語に翻訳されて世界中で販売されている。また、彼は庶民院と貴族院に証拠を提示し、その活動は政府の方針を変えた。

**田元明日菜（たもと　あすな）**
1989年生まれ。早稲田大学大学院文学研究科修了。訳書に『タオ・オブ・サウンド』（ヒカルランド）、『つのぶねのぼうけん』『すてきで偉大な女性たちが世界を変えた』（化学同人）、共訳書に『ノー・ディレクション・ホーム：ボブ・ディランの日々と音楽』（ポプラ社）などがある。

# コロナとワクチン　歴史上最大の嘘と詐欺①

## 隠されてきた「アジェンダのメニュー」

第一刷　2021年7月31日

著者　ヴァーノン・コールマン

訳者　田元明日菜

発行人　石井健資

発行所　株式会社ヒカルランド
〒162-0821　東京都新宿区津久戸町3-11　TH1ビル6F
電話　03-6265-0852　ファックス　03-6265-0853
http://www.hikaruland.co.jp　info@hikaruland.co.jp

振替　00180-8-496587

本文・カバー・製本　中央精版印刷株式会社

DTP　株式会社キャップス

編集担当　田元明日菜


ISBN978-4-86742-020-1

ヒカルランド　近刊予告！

地上の星☆ヒカルランド　銀河より届く愛と叡智の宅配便

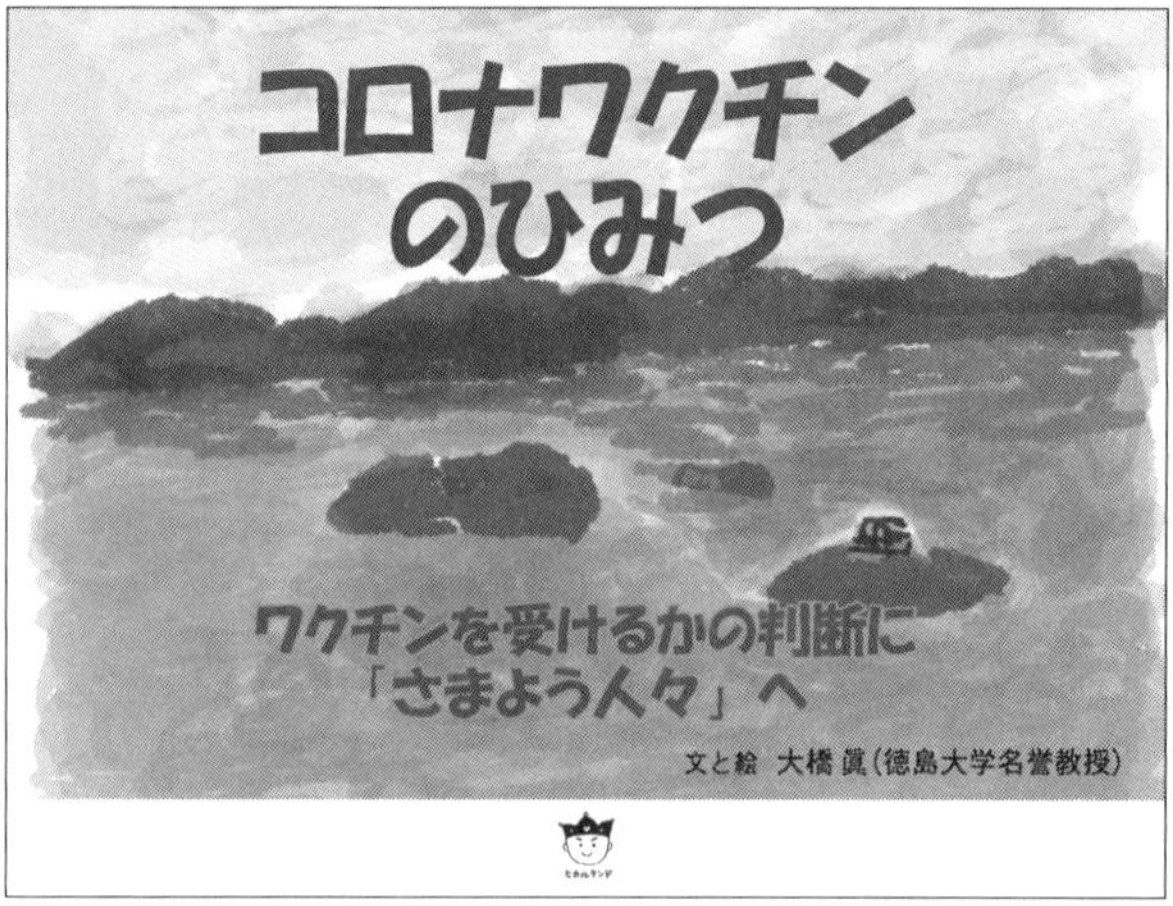


コロナワクチンのひみつ
ワクチンを受けるかの判断に「さまよう人々」へ
文と絵：大橋 眞
Ｂ５変形ハード　予価 2,000円+税

## 「メディック・ウルトラ」の４倍のエネルギー＆処理速度を持つシリーズ最上位機種！

### ソマヴェディック メディック・アンバー

［販売価格］285,600円（税込）

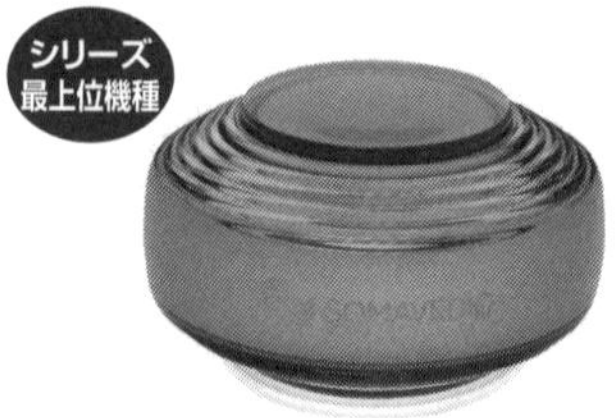


●カラー：アンバー（琥珀）、シャンパン ●サイズ：高さ80㎜×幅145㎜ ●重量：約820ｇ ●電圧：DC3V

2020年８月に登場した「メディック・アンバー」は、エネルギーの排出と循環を促す琥珀（アンバー）を使用し、波動伝導性の高い容器内部のシルバーコーティングにより、スピーカーのように波動を広げ、さらに、金銀銅などの貴金属も増量しました。その結果、エネルギーの処理速度は「メディック・ウルトラ」の４倍、「メディック・スカイ５Ｇ」の６〜７倍と、これまでの上位機種すらも軽く凌駕するパワーとなりました。特に、事業主、経営者、弁護士、政治家など、成功やパワー、カリスマ性を求めている方からの支持を集め、お金に付着しがちなマイナスエネルギーを浄化するなど、成功を望む人を後押しするパワーが期待できます。また、好転反応（症状が良い方へ転ずる時に起こる一時的な身体の不調）が無いのも大きな特徴。別カラーのシャンパンも同じ機能となります。

## 霊的成長を促し半径50mの空間を量子レベルで浄化

### ソマヴェディック メディック・ウルトラ

［販売価格］148,700円（税込）

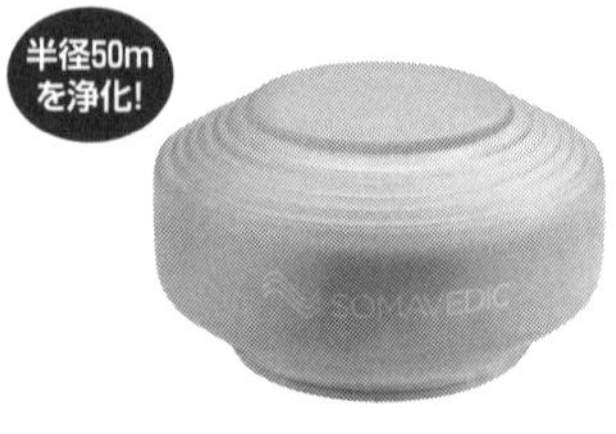


●サイズ：高さ80㎜×幅145㎜ ●重量：約850ｇ ●電圧：DC3V

見た目も美しいグリーンカラーが特徴の「メディック・ウルトラ」は、シリーズの各基本機能を取り入れた上位機種。内蔵されたパワーストーンに電流が流れることでフォトンを発生させ、人体に影響を与えるウイルス、ジオパシックストレス、ネガティブエネルギーなどを軽減。その効果はIIREC（国際電磁適合性研究協会）も検証済みです。また、チェコの核安全保障局で安全性をクリアした、霊的成長を促すとされるウランをガラス部分に加工し、半径50ｍの空間を量子レベルで浄化。一般家庭への設置はもちろん、病院やサロン、その他大型のビル施設でも１台置くだけでポジティブな効果を発揮するパワーを秘めています。

ヒカルランドパーク取扱い商品に関するお問い合わせ等は
メール：info@hikarulandpark.jp　URL：http://www.hikaruland.co.jp/
03-5225-2671（平日10-17時）

＊ご案内の価格、その他情報は発行日時点のものとなります。

本といっしょに楽しむ ハピハピ♥ Goods&Life ヒカルランド

## ジオパシックストレス除去、場の浄化、エネルギーUP！
## チェコ発のヒーリング装置「ソマヴェディック」

ウイルス
対策にも!

電磁波
対策!

IGEF

ドイツの電磁波公害
研究機関 IGEF も認証

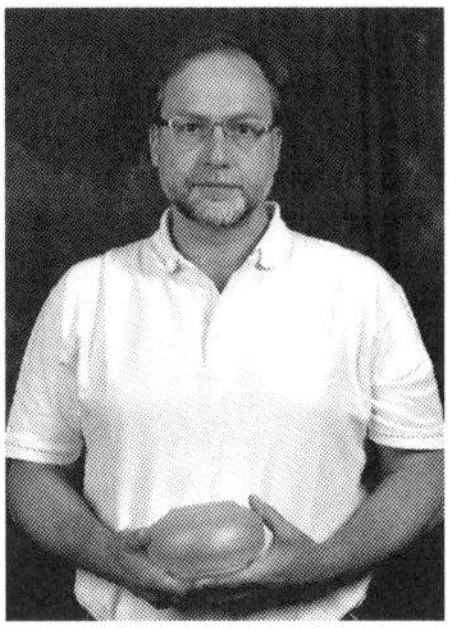

イワン・リビャンスキー氏

「ソマヴェディック」は、チェコの超能力者、イワン・リビャンスキー氏が15年かけて研究・開発した、空間と場の調整器です。

内部は特定の配列で宝石が散りばめられています。天然鉱石には固有のパワーがあることは知られていますが、リビャンスキー氏はそれらの石を組み合わせることで、さらに活性化すると考えました。

「ソマヴェディック」は数年間に及ぶ研究とテストを経た後に設計されました。自然科学者だけでなく、TimeWaver, Bicom, Life-System, InergetixCoRe 等といった測定機器を使用して診断と治療を行う施設の技師、セラピストによってもテストされ、実証されました。

その「ソマヴェディック」が有用に働くのがジオパシックストレスです。

語源はジオ（地球)、パシック（苦痛・病)。1920年代に、ドイツのある特定地域ではガンの発症率がほかに比べてとても高かったことから、大地由来のストレスが病因となりえることが発見されました。

例えば、地下水脈が交差する地点は電荷を帯びており、人体に悪影響を及ぼします。古来中国で「風水」が重視されたように、特定の場所は人間に電気的なストレスとなるのです。

「ソマヴェディック」は、心とカラダを健康な状態に導き、人間関係の調和や、睡眠を改善させます。「ソマヴェディック」の影響は直径30m の範囲に及ぶと言われているため、社内全体、または一軒丸々で、その効果が期待できます。またその放射は、ジオパシックストレスゾーンのネガティブな影響と同じように、家の壁を通過すると言われています。

「ソマヴェディック」は、診療所、マッサージやビューティーサロン、店舗やビジネスに適しており、一日を通して多くの人が行き来する建物のような場所に置いて、とてもポジティブな適用性があります。

## ◎「数霊 REIWA」で波動水をつくろう！

3つのモードから選択。
・S（ショート）…エーテル測定5回→アストラル転写（転写時間約4分）
・L（ロング）…エーテル測定5回→アストラル測定5回→エーテル転写→アストラル転写（転写時間約20分）
・C（カスタマイズ）…測定および転写を各々設定することができます。（転写時間最大60分）
※エーテル体は潜在意識の浅い意識を、アストラル体は潜在意識の深い領域を指します。

➡

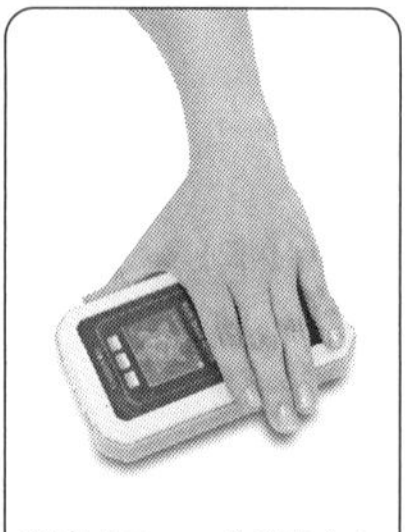

測定メニューを35の中から選択し、船井幸雄さん考案のエヴァマークの上に手を乗せ測定。

➡

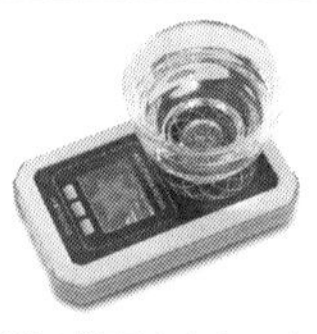

測定が終了したら、水を乗せて波動転写。1日3回が目安です。
※水は蒸留水がおすすめ。ミネラルウォーターを使用する場合はミネラル成分の少ないものを。水道水は不向きです。

## ◎ 遠隔ヒーリングもできる！

4次元・5次元の意識世界では、情報が3次元の物理的な距離を超え、時空を超えて届けることが可能です。ご家族など遠くに住まれている相手の写真を用いて、双方の意識を重ねてみましょう。また、何も乗せずに部屋の中央で「11. 家土地のエネルギー」を選択すれば、場の空間浄化もできます。

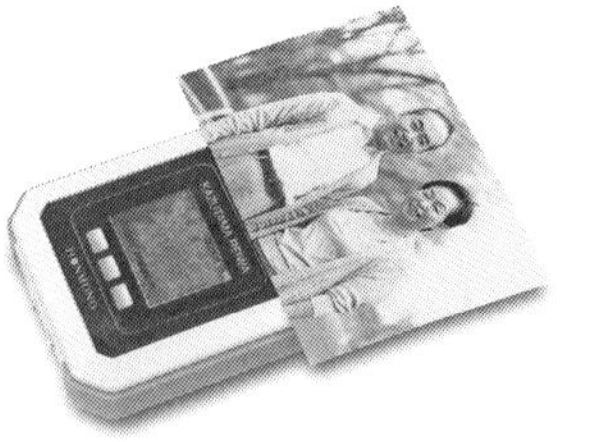

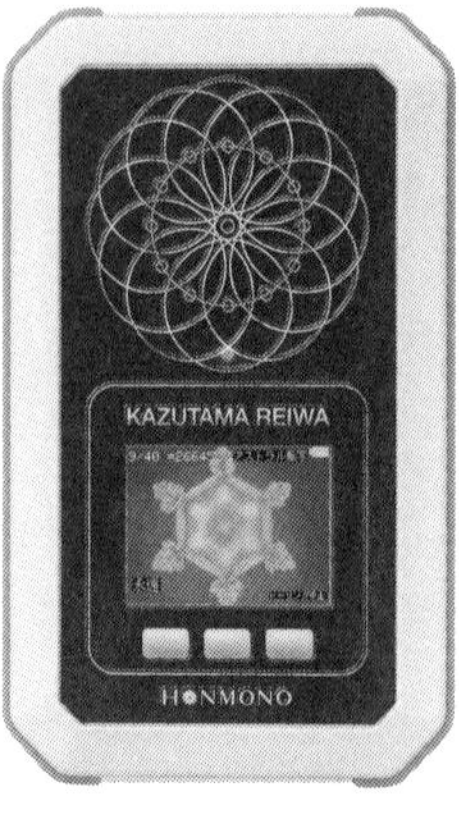


### 数霊《かずたま》 REIWA

■198,000円（税込）
●サイズ：幅146mm×奥行88mm×高さ25mm　●本体重量：235g　●消費電力：200mA　●付属品：ACアダプタ（USBケーブル）、取扱説明書、保証書、使用方法、Q＆A　●入力電圧：5VDC（直流）　●充電電流：500mA最大　●充電時間：4時間程度（完全放電状態からの時間）　●連続再生時間：3～5時間（新品バッテリ使用時）　●バッテリ容量：1250mAh　●バッテリ：リチウムイオン充電池3.7V、保護回路内蔵、電池の寿命目安1年（電池交換有償）　●内蔵メモリ：マイクロSDカード、FAT　●使用温度範囲：5℃～35℃

【お問い合わせ先】ヒカルランドパーク

＊ご案内の価格、その他情報は発行日時点のものとなります。

## ◎半永久的に使える！　豊富なラインナップをご用意

人工電磁波はもちろん、地磁気、ネガティブな物質やエネルギー、他人からの念や憑依等の霊的影響まで、様々なネガティブ波動から守るツールとして、今日ではCMCが充填された数多くの製品が登場しています。設置型の「CMCスタビライザー」、ハイブリッド車に対応した「CMCハイブリッド」、アクセサリータイプの「CMCペンダント」、携帯用として進化した「CMCロッド」、電気機器そのものにアプローチする「CMCエレメント」、ゼロ磁場水をつくる「CMCセラミックビーズ」と、用途に応じて自分に合ったものを選べます。CMCグッズはメンテナンス一切不要で一生涯使えるのも◎。

ネガティブな波動をポジティブな波動へ――。日常生活の中で高まる波動リスクを回避し、心身健やかで安心できる毎日を送るために、生体と親和するCMCの螺旋パワーをお役立てください。

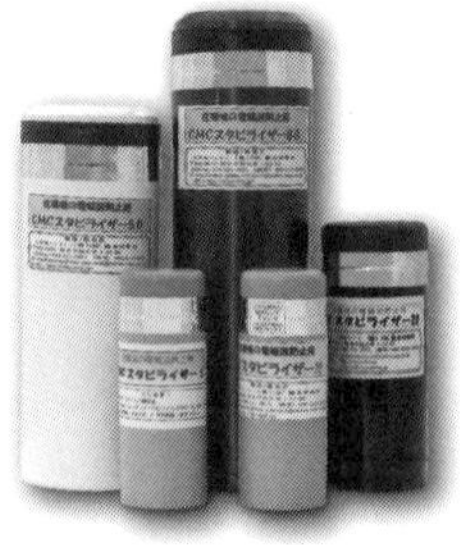

### 自宅・オフィスのネガティブ波動から防御

**CMCスタビライザー**

■ No.5 （白、赤、空） 各 55,000円（税込）
■ No.10（ベージュ） 99,000円（税込）
■ No.20（白、赤、黒） 各165,000円（税込）
■ No.50（白、赤、黒） 各385,000円（税込）
■ No.80（白、赤、黒） 各572,000円（税込）

今や家もオフィスもたくさんの電化製品や配線にあふれているのが当たり前。こうした状況から、一件まるごと電磁波防御をしてくれる設置型タイプが「CMCスタビライザー」です。建物のサイズやCMC充填量を参考に5種類の中からお選びいただけます。
●容器：SUS製円筒容器　●使用例：①パソコン、コピー機、無線LANなどのある家屋・オフィス、②モーター、電子機器のある工場、③近くに高圧送電線、携帯電話用アンテナ、柱上・路上トランス、太陽光発電所・風力発電所等のある家屋・オフィス、④地磁気の低い土地にある家屋・ビル、⑤静電気ストレスがあるビル・オフィス、⑥LED照明を使用している家屋・オフィスなど　●有効期限：半永久的
※内部に充填したCMC粉末が飛び散る恐れがあるので、フタは絶対に開けないでください。

### CMC スタビライザー比較表

| 種類 | 色 | サイズ | 重量 | CMC 充填量 | 有効範囲 |
|---|---|---|---|---|---|
| No. 5 | 白・赤・空 | 底直径4.5×高さ12cm（赤のみ底直径5.5×高さ14.5cm） | 約80g（赤のみ約140g） | 5g | 半径約50m |
| No. 10 | ベージュ | 底直径4.5×高さ12cm | 約85g | 10g | 半径約75m |
| No. 20 | 白・赤・黒 | 底直径5.5×高さ14〜14.5cm | 約180g | 20g | 半径約100m |
| No. 50 | 白・赤・黒 | 底直径7.5×20cm | 約350g | 50g | 半径約200m |
| No. 80 | 白・赤・黒 | 底直径7.5×25cm | 約440g | 80g | 半径約300m |

＊ご案内の価格、その他情報は発行日時点のものとなります。

# 遺伝子と同じ螺旋《らせん》構造のスーパーコイル「CMC《カーボンマイクロコイル》」が5G電磁波、ウイルス、ネガティブ物質から防御する切り札に!

## ◎避けられないネガティブ波動からいかに防衛していくか

21世紀も早20年。特に近年の通信分野の発展には目覚ましいものがあり、2020年には5G（第5世代移動通信システム）がスタート。スマホなどによる利便性はさらに高まるでしょう。一方で、便利さとは引き換えにマイクロ波を用いた5Gによる人工電磁波が、知らずのうちに人体にストレスを与え、自律神経を乱し、免疫を低下させる要因になることが懸念されています。

このまま5Gの強烈な電磁波を人類が浴び続けていくと、電磁波ストレスが人々の免疫を著しく低下させ、ウイルスのパンデミックをたびたび引き起こしてしまう可能性が示唆されています。さらに、農薬などによる化学物質や地磁気の乱れによる影響も深刻化しています。こうしたネガティブ波動に左右されず、いかに自衛して健康を維持していくか、一人ひとりに求められてきています。その対策に有効な、未来への希望につながる技術は日本から生まれています。世界随一の技術CMC（カーボンマイクロコイル）をご紹介しましょう。

## ◎万物創造の螺旋パワーを内包したコイルがゼロ磁場を形成

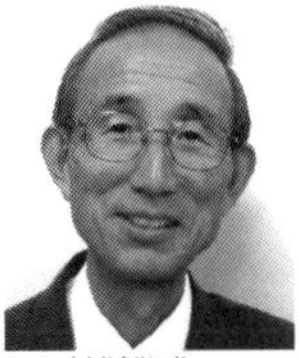

元島栖二《もとじませいじ》氏

岐阜大学名誉教授・工学博士の元島栖二氏は、アセチレンを高温熱分解し二重螺旋状の特殊な炭素繊維を発見、CMCと名付けました。螺旋は人体に備わる遺伝子（DNA）の構造そのものであり、不思議なことにCMCは、まるで命を与えられたかのように、人間の鼓動（脈拍）と同じリズムで回転（約60回転／分）しながら、生命と共鳴し合って成長していきます。

そんなCMCに宇宙線や人工電磁波が照射されると、ファラデーの法則により誘導電流が流れ、右巻き・左巻き双方のコイルに反対方向の磁場が発生し、それらが互いに干渉し合うことでゼロ磁場が発生。人工電磁波の波動をマイルドな波長へと変調させ、イヤシロチの場へと調整してくれるのです。

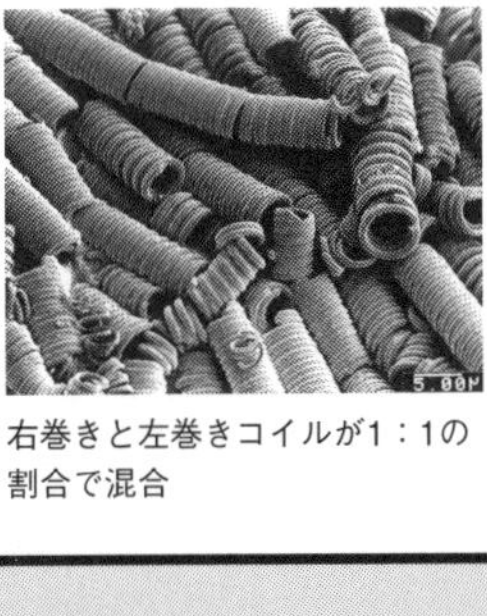

右巻きと左巻きコイルが1：1の割合で混合

ゼロ磁場が形成され、人工電磁波の影響や生体波動の乱れが調整されてくると、自律神経のバランスが整い、脳の波長はリラックスを示す$\alpha$波優位の状態へと変化していきます。また、食品や水、大気汚染によって体に蓄積された水銀などの重金属もデトックス。免疫を高め、ウイルスにも負けない健康な身体づくりをサポートしていきます。さらに、染色体の末端に存在し、健康と長寿のバロメータとも称されるDNAの塊・テロメアと強く共振し合う性質を持つことも、研究結果から明らかになっています。

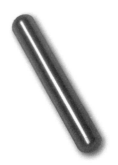

## コンパクトながら CMC 増量充填の携帯タイプ

**CMCロッド**

■ 33,000円（税込）

カバンはもちろん、財布やポケットにも入れられるサイズながら、「CMC ペンダント」と比較して2.5倍の CMC 充填量を実現。ネガティブエネルギーに敏感な方、特に健康やウイルス感染の防止に気をつけている方にオススメです。

●カラー：ブルー　●サイズ：直径1.4×縦10cm　●重量：約14ｇ　●母材：アルミニウム　●CMC 充填量：2.5ｇ　●有効期限：半永久的

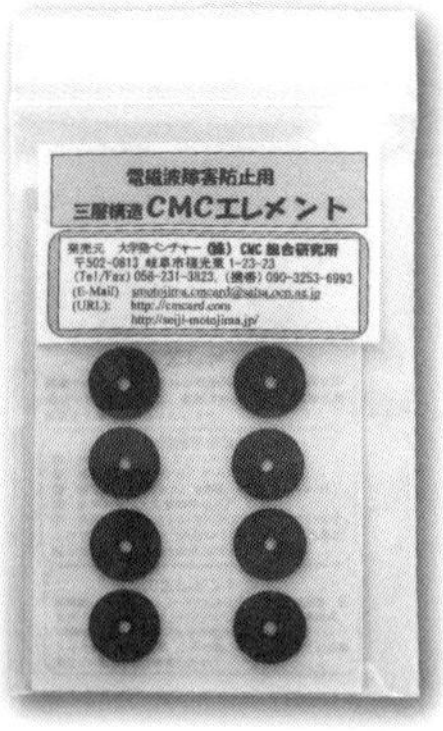


## 電磁波が気になる電気機器にペタッ！

**CMCエレメント**

■ 7,150円（税込）

CMC 含有シリコンシートが電気機器から放射される電磁波をクリアリング。配電盤・コンセントなどの電気配線、冷蔵庫・IH 調理器・電子レンジなどの電子機器、車、携帯電話・スマホの裏側などに貼り付けてご使用ください。

●枚数：10枚／シート　●サイズ：直径1.5cm／枚
●仕様：三層構造（CMC／磁性粉末／CMC）

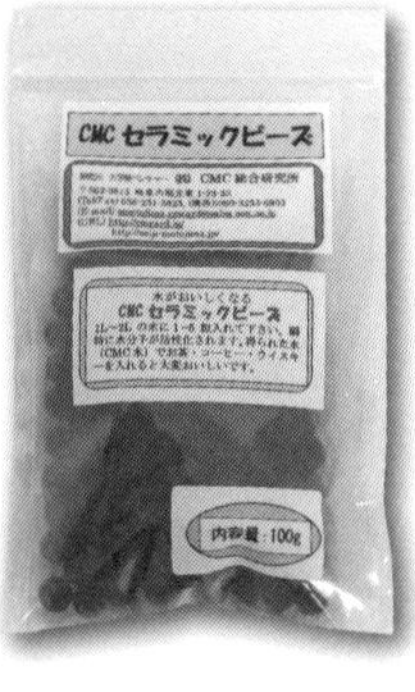


## 水道水を安全で パワフルなゼロ磁場活性水に

**CMCセラミックビーズ**

■ 20ｇ／袋（約28粒）　6,380円（税込）
■ 100ｇ／袋　29,700円（税込）

CMC をセラミックに添加し焼成しました。水道水に入れるだけで水分子を活性化し、塩素等の波動をクリアリング。高濃度の水素・酸素を含んだゼロ磁場水へと昇華させます。

●サイズ：8.5～９mm／粒　●使用方法：水道水１リットルあたり１～３粒。テロメアとの共鳴度アップのためには15～20粒

※沸騰した熱湯中に入れても差し支えありませんが、鍋を傷つけることもありますのでご注意ください。

＊ご案内の価格、その他情報は発行日時点のものとなります。

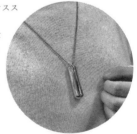

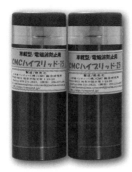

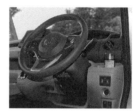

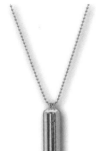

## 自然の中にいるような心地よさと開放感が あなたにキセキを起こします

神楽坂ヒカルランドみらくるの1階は、自然の生命活性エネルギーと肉体との交流を目的に創られた、奇跡の杉の空間です。私たちの生活の周りには多くの木材が使われていますが、そのどれもが高温乾燥・薬剤塗布により微生物がいなくなった、本来もっているはずの薬効を封じられているものばかりです。神楽坂ヒカルランドみらくるの床、壁などの内装に使用しているのは、すべて45℃のほどよい環境でやさしくじっくり乾燥させた日本の杉材。しかもこの乾燥室さえも木材で作られた特別なものです。水分だけがなくなった杉材の中では、微生物や酵素が生きています。さらに、室内の冷暖房には従来のエアコンとはまったく異なるコンセプトで作られた特製の光冷暖房機を採用しています。この光冷暖は部屋全体に施された漆喰との共鳴反応によって、自然そのもののような心地よさを再現。森林浴をしているような開放感に包まれます。

### みらくるな変化を起こす施術やイベントが 自由なあなたへと解放します

ヒカルランドで出版された著者の先生方やご縁のあった先生方のセッションが受けられる、お話が聞けるイベントを不定期開催しています。カラダとココロ、そして魂と向き合い、解放される、かけがえのない時間です。詳細はホームページ、またはメールマガジン、SNSなどでお知らせします。

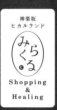

神楽坂
ヒカルランド
みらくる
Shopping & Healing

神楽坂ヒカルランド　みらくる　Shopping & Healing
〒162-0805　東京都新宿区矢来町111番地
地下鉄東西線神楽坂駅２番出口より徒歩２分
TEL：03-5579-8948　メール：info@hikarulandmarket.com
営業時間11：00〜18：00（1時間の施術は最終受付17：00、2時間の施術は最終受付16：00。イベント開催時など、営業時間が変更になる場合があります。）
※ Healing メニューは予約制。事前のお申込みが必要となります。
ホームページ：http://kagurazakamiracle.com/

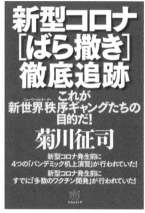

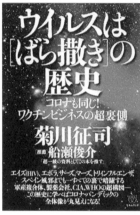

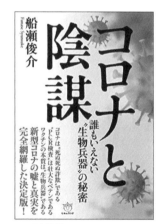

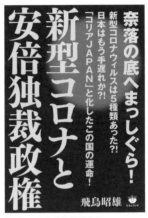

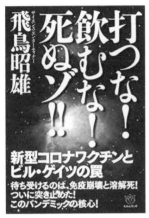

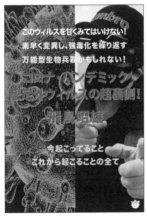

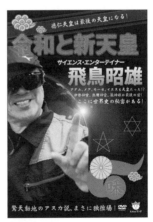

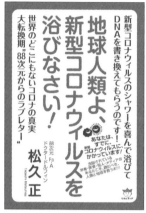

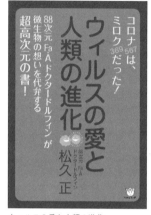

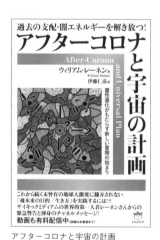

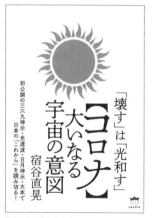

ヒカルランド　好評既刊！

地上の星☆ヒカルランド　銀河より届く愛と叡智の宅配便

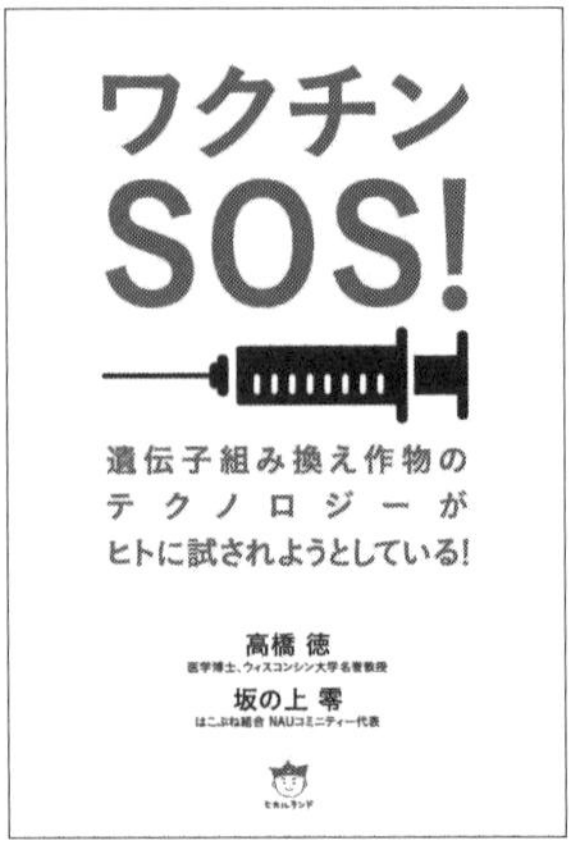


ワクチンSOS！
遺伝子組み換え作物のテクノロジーが
ヒトに試されようとしている！
著者：高橋 徳／坂の上零
四六ソフト　本体 2,000円+税

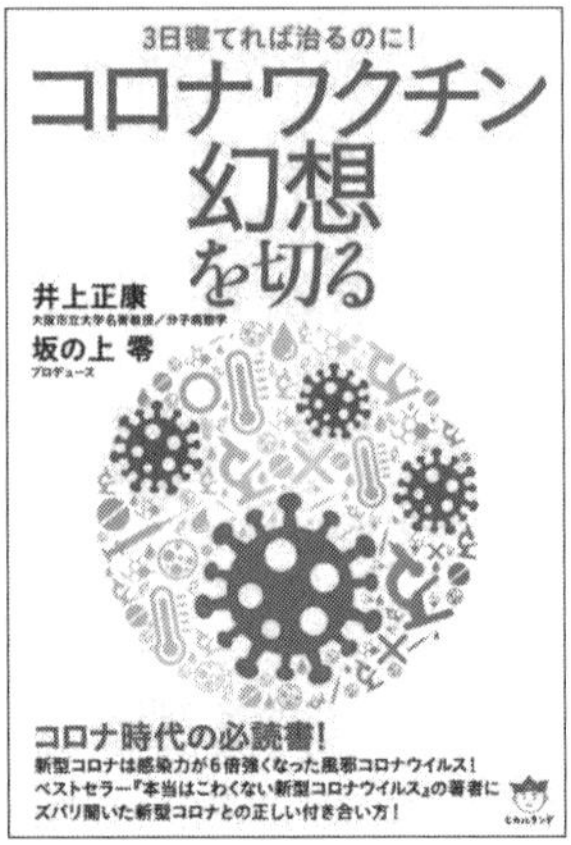


3日寝てれば治るのに！
コロナワクチン幻想を切る
著者：井上正康／坂の上零
四六ソフト　本体 1,600円+税

時事ネタ系4コマ漫画集
コロナは概念☆プランデミック
著者：片岡ジョージ
Ａ5ソフト　本体 1,600円+税

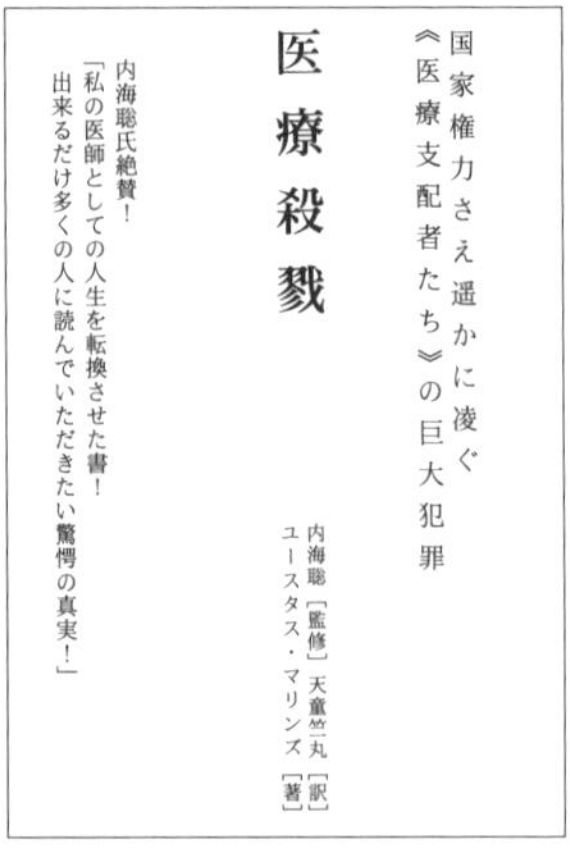


医療殺戮
著者：ユースタス・マリンズ
監修：内海 聡
訳者：天童竺丸
本体3,333円＋税（ともはつよし社）